# *IT-Unterstützung für den medizinischen Prozess in der integrierten Versorgung*

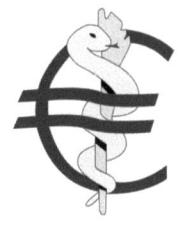

**Schriften zur Gesundheitsökonomie** 5

# *IT-Unterstützung für den medizinischen Prozess in der integrierten Versorgung*

Gerhard Glock
Stefan Sohn
Oliver Schöffski

Glock, Gerhard
Sohn, Stefan
Schöffski, Oliver

Universität Erlangen-Nürnberg
Lehrstuhl für Gesundheitsmanagement
Lange Gasse 20
90403 Nürnberg, Deutschland

IT-Unterstützung für den medizinischen Prozess in der integrierten Versorgung
Schriften zur Gesundheitsökonomie 5, HERZ, Burgdorf, 2004
ISBN 3-936863-04-0

Herstellung: Books on Demand GmbH, Norderstedt

# Inhaltsverzeichnis

X

# Abbildungsverzeichnis

# Abkürzungsverzeichnis

| | |
|---|---|
| ABS | Abteilungsbefundsystem |
| ADT | Abrechnungsdatenträger |
| AOK | Allgemeine Ortskrankenkasse |
| AWMF | Arbeitgemeinschaft der Wissenschaftlichen Medizinischen Fachgesellschaften |
| BDT | Befunddatenträger |
| CIO | Chief Information Officer |
| D2D | Doctor to Doctor |
| DICOM | Digital Imaging and Communications in Medicine |
| DMP | Disease-Management-Programm |
| DOS | Disk Operating System |
| DRG | Diagnosis Related Groups |
| e. G. | Eingetragene Genossenschaft |
| EDIFACT | Electronic Data Interchange for Administration, Commerce and Transport |
| EDV | Elektronische Datenverarbeitung |
| EPA | Elektronische Patientenakte |
| GDT | Gerätedatenträger |
| GKV | Gesetzliche Krankenversicherung |
| HL7 | Health Level Seven |
| HPC | Health Professional Card |
| HTML | Hypertext Mark-up Language |
| ICD | International Statistical Classification of Diseases |
| IT | Informationstechnologie |
| KBV | Kassenärztliche Bundesvereinigung |
| KIS | Krankenhausinformationssystem |
| KV | Kassenärztliche Vereinigung |
| LBS | Laborbefundsystem |
| LDT | Labordatenträger |

| MedIS | Medizinisches Informationssystem |
| PACS | Picture Archiving and Communication System |
| PAD | Privatabrechung mittels Datenträger |
| PaDok | Patientenorientierte Dokumentation |
| PDA | Personal Digital Assistant |
| PIK | Patientenorientierte integrierte Krankenbetreuung |
| PIS | Pflegeinformationssystem |
| PVS | Praxisverwaltungssystem |
| PZN | Psychiatrisches Zentrum Nordbaden |
| RIS | Radiologieinformationssystem |
| SCIPHOX | Standardized Communication of Information Systems in Physician Offices and Hospitals using XML |
| SGB V | Sozialgesetzbuch, fünftes Buch |
| SGB XI | Sozialgesetzbuch, elftes Buch |
| STRING | Standards und Richtlinien für den Informatikeinsatz im österreichischen Gesundheitswesen |
| TCP/IP | Transmission Control Protocol/Internet Protocol |
| VCS | VDAP Communication Standard |
| VDAP | Verband deutscher Arztpraxis-Software Hersteller e. V. |
| VPN | Virtual Private Network |
| WMS | Workflow-Management-System |
| xDT | xDatenträger (x ist Platzhalter) siehe BDT, GDT, LDT |
| XML | Extensible Mark-up Language |

# 1. Einleitung

## 1.1 Gegenstand und Motivation

Das deutsche Gesundheitswesen steht vor strukturellen Veränderungen, mit denen die Probleme, die im System bestehen, eliminiert werden sollen. Betrachtet man das Jahr 2001, so wurden für das Gesundheitswesen 10,9 % des Bruttoinlandproduktes (225,9 Milliarden Euro) aufgebracht. Die Ausgaben sind von 1992 bis 2001 real um 14,8 % gestiegen. Trotz dieser hohen Ausgabenlast existiert eine Fehl-, Über- und Unterversorgung von Patienten, die primär durch Ineffizienzen im System verursacht werden.[1]

Das sektoral gegliederte Gesundheitswesen scheint zu „teuer, teils wenig wirksam und zu wenig an den Patienten orientiert"[2] zu sein. Fehl-, Über- und Unterversorgung treten auf, weil zum Zeitpunkt der Behandlung am Ort der Behandlung behandlungsrelevante Informationen nicht vorhanden sind. Aktuelle und gesicherte medizinische Daten fehlen, um eine rationale Planung und Entscheidungsfindung vornehmen zu können. Die Informationen werden nur sehr langsam von einem Leistungserbringer zum nächsten weitergegeben.[3] Daraus lässt sich schließen, dass der Behandlungsprozess ineffektiv und ineffizient ist. Zum Beispiel werden ärztliche Leistungen zum Teil durch nicht abgestimmte Inanspruchnahme der Leistungserbringer von den Patienten ausgenutzt. Dieses so genannte „Ärzte-Hopping" verursacht im Jahr nach Berechnungen des Bayerischen Hausärzteverbandes durch Doppeluntersuchungen und -verordnungen mehr als 1,8 Milliarden Euro an Zusatzausgaben.[4] Teilweise sind Ärzte nicht genügend qualifiziert, um eine Behandlung effektiv durchführen zu können. Da ärztliche

---

[1]   Vgl. Adomeit, A., Baur, A., Salfeld, R. (2002), S. 27, Lauterbach, K. W. (2001), S. 11-12, Kleinschmidt, P. (2001), S. 626, Schaich-Walch, G. (2002).

[2]   O. V. (2003a).

[3]   Vgl. Bandemer, St. v. (2002), S. 12.

[4]   Vgl. Deutscher Hausärzteverband (2003).

Entscheidungshilfen fehlen, kann es unter Umständen zu einer schlechteren Behandlung des Patienten kommen.[5]

Um diesem Problem zu begegnen, sollen u. a. neue Strukturen im Gesundheitswesen geschaffen werden. Zum einen wird der Wettbewerb unter den Akteuren wachsen.[6] Zum anderen werden die im vorliegenden Text erläuterten Ansätze für integrierte Versorgungsstrukturen verstärkt. Diese sollen dazu beitragen, dass eine qualitativ bessere und effizientere Behandlung des Patienten möglich ist.[7] Der medizinische Behandlungsprozess könnte mit Werkzeugen unterstützt werden, welche die Leistungserbringer entlasten und für die Patienten einen positiven Nutzen erzeugen. Ein solches Werkzeug ist der Einsatz von neuen Technologien aus der Informatik. Diese neuen Technologien können ebenso als Anreiz dienen, um die sektorale Struktur aufzubrechen und so zu einer integrierten Versorgung zu kommen.

## 1.2 Zielsetzung und Fragestellung

Ziel des vorliegenden Textes ist, am Beispiel von Projekten aus der Praxis und auf der Basis von Literaturrecherchen zu zeigen, welche Faktoren für eine Implementierung von Informationstechnologien im medizinischen Behandlungsprozess bei einer integrierten Versorgung relevant sind. Dabei stellen sich folgende Fragen:

- Wie ist der medizinische Behandlungsprozess aufgebaut, welche Nutzenpotenziale bestehen und welche Auswirkungen können integrierte Versorgungsstrukturen haben?
- Welche Instrumente stellt die Informationstechnologie (IT) aus dem Bereich Telematik bereit, um den medizinischen Behandlungsprozess, insbesondere den Teilprozess der medizinischen Dokumentation, zu optimieren, und wie müsste ein IT-Konzept für eine integrierte Versorgung aussehen, damit eine verbesserte Kommunikation stattfinden kann?

---

[5]     Vgl. Bandemer, St. v. (2002), S. 11.
[6]     Vgl. Haas, J. (2002a), Folie 3.
[7]     Vgl. Schaich-Walch, G. (2002), Roland Berger (2002), S. 5.

- Welche Erfahrungen wurden in Modellprojekten beim Einsatz von IT-Instrumenten gemacht?
- Welche grundlegenden Faktoren führen zu einer erfolgreichen Implementierung von IT-Instrumenten?
- Welche Auswirkungen haben neue Rahmenbedingungen auf die IT-Unterstützung in der integrierten Versorgung?

## 1.3 Gliederung

Nach diesem ersten einleitenden Kapitel befasst sich das zweite Kapitel mit dem derzeit existierenden Behandlungsprozess eines Patienten. Dieser wird modellhaft mit den beteiligten Akteuren und deren Unterstützungswerkzeugen dargestellt. Die auftretenden Schnittstellenprobleme sowie ein Lösungsansatz der informationstechnologiegestützten Kooperation werden diskutiert. Das dritte Kapitel gibt einen Überblick über innovative IT-Instrumente, die den medizinischen Behandlungsprozess, insbesondere den Teilprozess der medizinischen Dokumentation, unterstützen können, und zeigt deren Nutzenpotenziale. Abschließend werden die Rahmenbedingungen einer vernetzten integrierten Versorgung anhand eines IT-Soll-Konzepts erörtert. Eine Beschreibung und eine Analyse von Projekten, die die IT-Instrumente implementiert haben und teilweise schon in integrierten Versorgungsstrukturen erproben, erfolgen in Kapitel vier. Der erste Teil des Kapitels fünf befasst sich mit den Schwierigkeiten, die bei einer Einführung von IT-Instrumenten in den medizinischen Behandlungsprozess entstehen können. Der zweite Teil enthält Lösungsvorschläge, damit eine reibungslose Einführung der IT-Instrumente erfolgen kann. In Kapitel sechs werden die Auswirkungen der aktuellen Ansätze im Gesundheitswesen (Disease Management Programme (DMP) und Diagnoses Related Groups (DRG)) auf die zukünftige Einführung von IT-Instrumenten diskutiert. Zudem soll erörtert werden, ob die künftige elektronische Gesundheitskarte dazu beitragen kann, Kooperationen im Behandlungsprozess zu fördern. Zum Schluss werden in Kapitel sieben die Ergebnisse zusammengefasst.

# 2. Der medizinische Behandlungsprozess

## 2.1 Vom Funktionsdenken zum Prozessdenken

Das deutsche Gesundheitswesen ist ein mehrgliedriges Gesundheitssystem, in dem die Aufgaben auf mehrere Akteure verteilt werden. Zwei grundsätzliche Versorgungssektoren sind der ambulante und der stationäre Bereich. Jeder Bereich lässt sich weiter untergliedern, wie der ambulante Sektor zum Beispiel in Hausärzte, Fachärzte, ambulante Pflegedienste, Physiotherapeuten. Dem stationären Bereich gehören Krankenhäuser, Rehabilitationskliniken und andere an. Eine übergreifende Zusammenarbeit kommt häufig in nur unzureichendem Maße zustande. Jede Akteurgruppe wird durch eine Organisation oder einen Verband vertreten. Entsprechend sind die Aufgaben im Gesundheitswesen funktional verteilt. Das spiegelt sich in den Krankenhäusern oder Rehabilitationskliniken in funktionalen Ablauforganisationsstrukturen wieder. Die Behandlung eines Patienten wurde an diese funktionale Sicht angepasst.[8]

Betrachtet man die gesamte Behandlung des Patienten aus dessen Sicht, so ist diese ein „fließender" Prozess. Aus einer wirtschaftlichen Systemsicht betrachtet, begibt sich der Patient, wenn er einen Arzt aufsucht, als Input in eine „Black-Box". Dies wird in Abbildung 1 dargestellt. In der „Black-Box" erfolgt durch Aneinanderreihung von medizinischen Behandlungsaktivitäten der Leistungserstellungsprozess. Die „Black Box" ist für die meisten Patienten unbekannt, obwohl das Wissen über Gesundheitsleistungen steigt und der Patient selbst bei der Behandlung mitentscheiden möchte.[9] Das medizinische Ergebnis bzw. der Outcome nach der Leistungserbrin-

---

[8]     Vgl. Landenberger, M. (2002), S. 31-35.
[9]     Vgl. Fuhr, Ch. (2003).

gung in der „Black-Box" ist der veränderte Zustand des Patienten. Der Status „geheilt" oder „Verbesserung des Zustandes" wird dabei angestrebt.[10]

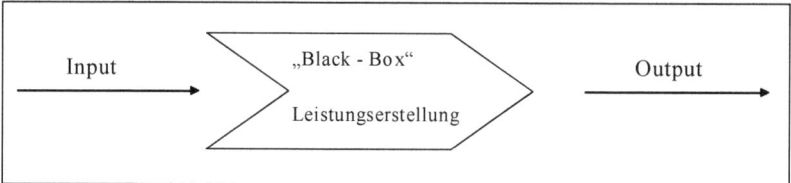

Abbildung 1:    Medizinischer Behandlungsprozess aus wirtschaftlicher
                Sicht, Input/Output-Modell[11]

Die medizinischen Behandlungsaktivitäten werden zusammengefasst als Wertschöpfungskette bzw. Wertkette bezeichnet. Sie lassen sich differenzieren in primäre Aktivitäten und unterstützende Aktivitäten. Zu den primären Aktivitäten gehören die, die dem Patienten unmittelbar einen Nutzen stiften und damit von Wert sind. Der Patient oder Kunde würde auf einem normal funktionierenden Markt für diesen Nutzen einen entgeltlichen Ausgleich geben. Die unterstützenden Aktivitäten dienen dem Vollzug der primären.[12]

Bei einer Behandlung existiert nicht nur der medizinische Behandlungsprozess, sondern mehrere Prozesse (z. B. Materialeinkauf, Rechnungsstellung) laufen gleichzeitig ab. Eine solche Kette von Prozessen bezeichnet man als Geschäftsprozess. Ein Geschäftsprozess ist „eine Reihe von zeitlich und logisch zusammenhängenden Aktivitäten, die inhaltlich abgeschlossen für den Patienten ein Ergebnis von Wert erzeugen"[13] und Informationen verarbeiten. Das heißt, ein Patient wird mit Hilfe eines Befundes therapiert, um das Ziel der vollständigen Genesung zu erreichen. Beim Geschäftsprozess existieren keine Abteilungsgrenzen oder funktionale Grenzen. Er verläuft

[10]    Vgl. Kazimerczak, K., Lindczak, G. (2002), S. 1191.
[11]    Quelle: Eigene Darstellung in Anlehnung an Kazimerczak, K., Lindczak, G. (2002),
        S. 1191.
[12]    Vgl. Porter, M. E. (1992), S. 59-67.
[13]    Ostermeyer, A. (1997), S. 4.

durch ganze Organisationseinheiten oder über unterschiedliche Unternehmen hinweg.[14]

Um eine ökonomische Bewertung vorzunehmen, bedarf es Kennzahlen, die dazu beitragen, einen Prozess zu optimieren. Diese können für das interne Qualitätsmanagement verwendet werden, aber auch für ein externes Qualitätsmanagement mit Hilfe von Benchmarkingkonzepten.[15] Die grundsätzlichen Stellgrößen sind in Abbildung 2 dargestellt.

| Stellgrößen | Beispiel |
|---|---|
| Durchlaufzeit | Verweildauer im Krankenhaus oder Dauer der Genesung |
| Ergebnisqualität | Medizinisches Outcome |
| Prozessqualität | Zusammenarbeit mit Kollegen und Praxis- bzw. Klinikmitarbeitern |
| Strukturqualität | Dokumentationsmöglichkeiten, z. B. EDV |

Abbildung 2:    Stellgrößen zur ökonomischen Betrachtung eines Prozesses[16]

Ein medizinischer Behandlungsprozess, der auf den Patienten ausgerichtet ist, ist somit dem sektoralen Gesundheitswesen eher fremd.[17] Die Veränderungen der Rahmenbedingungen durch den Gesetzgeber können aber dazu führen, dass sich ein solches auf den Patienten bezogenes Prozessdenken durchsetzen wird. Dabei lässt sich an den Start des DRG-Zeitalters denken. Krankenhäuser müssen in diesem Fall ihre Ablauforganisation auf Prozesse ausrichten, damit eine effiziente Behandlung gewährleistet wird. Ansonsten könnte es für sie schwierig sein, mit dem Erlös der DRG langfristig auf dem Markt zu bestehen.[18]

---

[14]    Vgl. Bodendorf, F., Bauer, Ch., Schobert, A. (2001), S. 1.
[15]    Vgl. Bandemer, St. v. (2002).
[16]    Quelle: Eigene Darstellung in Anlehnung an Trill, R. (Hrsg.) (2002), S. 56.
[17]    Vgl. Eiff, W. v. (1997), S. 2.
[18]    Vgl. Hansen, D., Syben, R., Greiff, F. H. (2003), S. 14-15, Zapp, W. (2003).

## 2.2 Aufbau des Behandlungsprozesses

### 2.2.1 Die Prozessebenen

Aus dem oben dargestellten Input/Output-Modell lässt sich ein Behandlungsprozess ableiten, dessen Darstellung je nach Detaillierungsgrad auf
unterschiedliche Ebenen transferierbar ist und der damit besser zu analysieren und zu optimieren ist. Auf der **Makroebene,** als erste Ebene des Mo-
dells, kann man die einzelnen Leistungserbringer, die am Behandlungsprozess mitwirken, unterscheiden. Die **Mesoebene** definiert die Prozesse, die
bei dem jeweiligen Leistungserbringer stattfinden. Auf der **Mikroebene**
können einzelne Aktivitäten zu einem Prozess zusammengefasst werden,
die nicht mehr sinnvoll zu unterteilen wären. Ein solcher Prozess wäre zum
Beispiel die Operation. Er lässt sich unterteilen in die einzelnen Aktivitäten
OP-Aufnahme, OP-Eingriff und OP-Ende. In der Abbildung 3 wird der
Behandlungsprozess modellhaft dargestellt. Dabei wird nur der Kranken-
hausprozess weiter untergliedert.

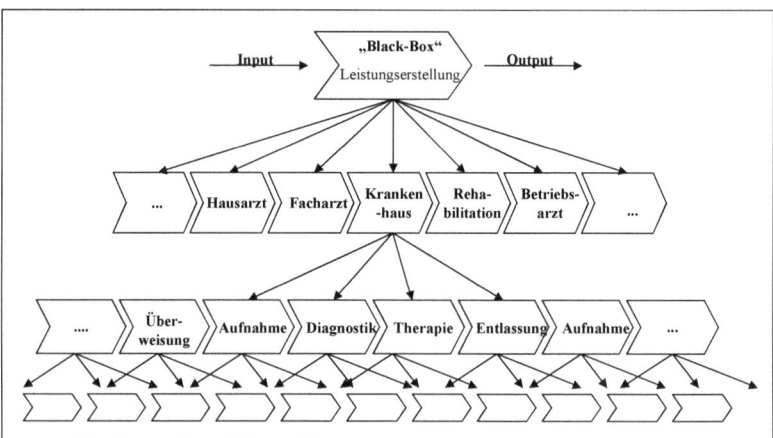

Abbildung 3:   Der Behandlungsprozess auf unterschiedlichen Ebenen[19]

---

[19]   Quelle: Eigene Darstellung.

Die leeren Blockpfeile zeigen, dass die Teilprozesse nicht abschließend aufgeführt sind. Als weitere Teilprozesse kommen Präventionsmaßnahmen und andere Arten der Nachsorge in Betracht. Der Behandlungsprozess kann sich komplexer als in diesem Modell gestalten. Sein Verlauf muss nicht nur in eine Richtung gehen, da es zu Rückkoppelungen kommen kann. Dies geschieht zum Beispiel auf der Makroebene, wenn die Behandlung zunächst beim Hausarzt dann beim Facharzt und schließlich wieder beim Hausarzt stattfindet. Zudem sind nicht alle Akteure aufgeführt, die in der Realität mitarbeiten und Aktivitäten anstoßen oder durchführen.

## 2.2.2 Die Akteure

An einem Behandlungsprozess, wie unter Punkt 2.2.1 dargestellt, beteiligen sich mehrere Akteure. Im Mittelpunkt steht der **Patient**. Damit sich seine Genesung nicht verzögert, sollte er selbst aktiv an seinem Heilungsprozess mitwirken. Das Interesse des Patienten an einer aktiven Rolle zeigt eine europäische Studie, nach der 51 % der Patienten zusammen mit dem Arzt entscheiden wollen und nur 10 % von ihnen meinen, dass der Arzt dies allein tun sollte. Viele Patienten beklagen sich über die mangelnde Information durch den Arzt und fühlen sich nicht in den Prozess eingebunden. Gespräche des Patienten mit dem Arzt sind zeitaufwändig und setzen einen ausreichenden Wissensstand des Arztes voraus. Diesen Forderungen der Patienten kann der Arzt seiner Meinung nach nicht nachkommen, denn Ärzte klagen über erheblichen Zeitmangel. Auch fachwissenschaftlich sind Ärzte nicht immer auf dem neusten Stand.[20] Trotzdem werden sie (Hausärzte zu 62 % und Fachärzte zu 22 %) als die Informationslieferanten der Patienten gesehen.[21] Hier bedarf es einer Verbesserung des Arzt-Patienten-Informations-Verhältnisses.[22]

---

[20]  Vgl. Bandemer, St. v. (2002), S. 11.
[21]  Vgl. Fuh (2003).
[22]  Vgl. Coulter, A. (2003) zitiert nach Fuhr, Ch. (2003).

Der Patient wird von unterschiedlichen Akteuren durch den Behandlungsprozess geführt. Diese lassen sich differenzieren in drei grundlegende
Gruppen. Die erste Gruppe zählt die **direkt an der Interaktion beteiligten
Akteure** auf. Dies sind: Das Krankenhaus, die Fachklinik, der Kranken-
transportdienst, der ambulante Pflegedienst, der niedergelassene Arzt und
die Apotheke. In der zweiten Gruppe befinden sich die **Kostenträger**, die
indirekt an der Versorgung mitarbeiten: Die Krankenkasse, die Pflegekasse
und die Rentenversicherung. In der dritten Gruppe finden sich die **öffentlichen Ämter, Verbände und Interessenvereinigungen** wieder. Dies sind:
Das Gesundheitsamt, der Berufsverband, die Krankenhausgesellschaft, die
Patientengruppe, die Kassenärztliche Vereinigung und der freigemeinnüt-
zige Träger.[23]

Die Akteure, die auf der Makroebene in einem Behandlungsprozess wertschöpfende oder unterstützende Aktivitäten ausführen, müssen miteinander
kommunizieren. Die Abbildung 4 zeigt einen Ausschnitt der Kommunika-
tionswege und -arten im Gesundheitswesen.

---

[23]    Vgl. Landenberger, M. (2002), S. 37-38.

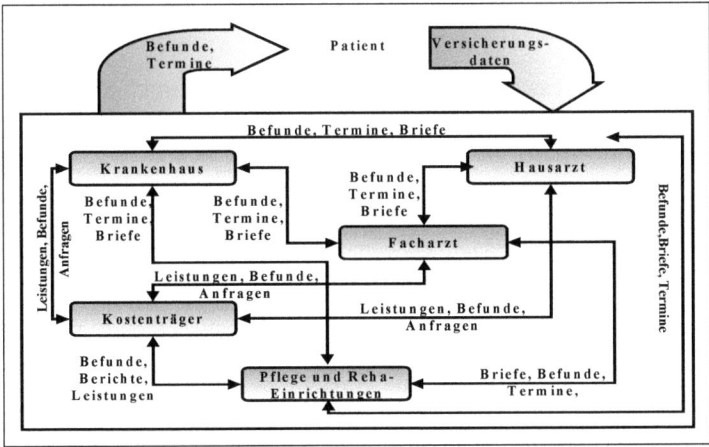

Abbildung 4:	Ausschnitt aus der Kommunikation im Gesundheitswesen[24]

Es sollen Patienten- oder administrative Informationen von einem Akteur zum nächsten transportiert werden. Teilweise wird durch Gesetz vorgegeben, wie die Daten transportiert werden sollen. Weiter gibt es Ansätze der Standardisierung im Bereich der Daten. Hier wird zum Teil durch Festlegung der Inhalte, der Struktur und des Layouts der Daten durch die Spitzenverbände eine Vereinheitlichung versucht. Diese Regelungen findet man vor allem im administrativen Bereich (z. B.: §§ 300 und 301 SGB V). Im medizinischen Bereich scheinen die Kommunikationsdaten eher undefiniert zu sein. Es existieren zwar medizinische Dokumentations- und Ordnungssysteme die Vorgaben geben, aber die vom einzelnen wiederum frei ausgelegt werden können.[25] Da aber die Erfassung der Daten und die Kommunikationsleistungen insgesamt 20 bis 40 % der Leistungen im Gesundheitswesen ausmachen, bedarf es Instrumente, die die Akteure bei den zu erbringenden Leistungen sinnvoll unterstützen.[26]

---

[24]	Quelle: Eigene Darstellung in Anlehnung an Schroeder, U. (2003), S. 34.
[25]	Vgl. Leiner, F., Gaus, W., Haux, R. (1997).
[26]	Vgl. Dietzel, G. T. W., Winter, St. F. (2002), S. 16, Schröder, K. T.(2003).

# 2.3 Unterstützungswerkzeuge

## 2.3.1 Der Teilprozess „medizinische Dokumentation"

### 2.3.1.1 Einstufung in die Wertschöpfung

Wie in Kapitel 2.1 erläutert, verlaufen bei der Behandlung des Patienten
mehrere Prozesse gleichzeitig und bei genauer Betrachtung des Behandlungsprozesses stößt man auf den parallel verlaufenden Teilprozess der
medizinischen Dokumentation. Die medizinische Dokumentation ist nach
der (Muster-) Berufsordnung der deutschen Ärzte eine Hauptaufgabe im
Behandlungsprozess. Gemäß § 10 Abs.1 muss der Arzt über die „gemach-
ten Feststellungen und getroffenen Maßnahmen die erforderlichen Aufzeichnungen" erstellen. Damit werden alle Aktivitäten des Arztes am Patienten fortwährend erfasst. Die medizinische Dokumentation findet somit
hauptsächlich bei den niedergelassenen Ärzten und im Krankenhaus statt.
In den beiden genannten Bereichen unterscheidet sich die Dokumentation
nur vom Umfang her. Sie fällt bei den niedergelassenen Ärzten geringer
aus.[27]

Aus Sicht der Prozessanalyse sollte die medizinische Dokumentation darauf untersucht werden, ob sie einen primären Prozess darstellt, der für den
Patienten einen unmittelbaren Nutzen stiftet und somit von Wert ist. Aus
strategischer Sicht lassen sich dann durch Prozessoptimierungsansätze weitere Nutzenpotenziale herausarbeiten.

Eine „rechtzeitige, zuverlässige und vollständige"[28] medizinische Dokumentation kann wegen des Einzugs einer leistungsbezogenen Vergütung
wichtige Informationen für die Transparenz der Kosten und Leistungen
sowie für die Behandlung liefern. Der Behandlungsauftrag und eine Patien-
tenkoordinierung im Behandlungsprozess könnten ohne eine medizinische
Dokumentation gar nicht durchzuführen sein. Der Arzt ist auf diese ange-

---

[27] Vgl. Leiner, F., Gaus, W., Haux, R. (1997), S. 88.
[28] Leiner, F., Gaus, W., Haux, R. (1997), S. 10.

wiesen, um eine optimale Versorgung zu gewährleisten. Durch die medizinische Dokumentation kann der dokumentierende Arzt neue Erkenntnisse gewinnen und baut damit sein Wissen aus. Dieses neu erworbene Wissen fließt in die nächste Patientenbehandlung mit ein. Somit kann festgestellt werden, dass die medizinische Dokumentation eine primäre Funktion für die „Informations- und Wissenslogistik"[29] hat, die unmittelbar zur Wertschöpfung beiträgt. Diese hohe Bedeutung des Faktors Wissen lässt darauf schließen, dass die medizinische Dokumentation ein bedeutsamer Wettbewerbsfaktor geworden ist. Im Folgenden sollen wichtige medizinische Dokumentationsarten vorgestellt werden.[30]

### 2.3.1.2 Dokumentationsarten

In der **Befunddokumentation** werden alle Befunde eines Patienten, die im Verlaufe seiner Krankengeschichte anfallen, erfasst. Dabei handelt es sich um unterschiedliche Befundarten aus unterschiedlichen Bereichen, wie dem Labor, der Radiologie usw. Die Ausgestaltung (handschriftliche Aufzeichnungen, Computerausdrucke) und die Struktur (Tabelle, freier Text) der Einzelbefunde ist deshalb nicht einheitlich.[31] In einer Klinik werden die Befunde nach einer abgeschlossenen Untersuchung von erfahrenen Schreibkräften niedergeschrieben, so dass Korrekturen eher selten vorkommen. Die Befundweitergabe verläuft überwiegend ohne Zeitverzögerung. Tritt dennoch eine solche auf, so kann sich die weitere Behandlung verzögern bzw. eine Fehleinschätzung erfolgen, die dann revidiert werden muss. In den Kliniken werden die Befunde teilweise über die Hauspost versendet, obwohl das im Behandlungsprozess viel Zeit in Anspruch nimmt.[32]

Eine weitere medizinische Dokumentationsart ist der **Arztbrief**. Dieser soll den weiterbehandelnden Kollegen über den gesamten Krankheitsverlauf des Patienten informieren, damit eine Kontinuität in der Behandlung ge-

---

[29]    Leiner, F., Gaus, W., Haux, R. (1997), S. 5.
[30]    Vgl. Kazimerczak, K., Lindczak, G. (2002), S. 1091-1094, Lübke, N. (2000), S. 102.
[31]    Vgl. Leiner, F., Gaus, W., Haux, R. (1997), S. 84.
[32]    Vgl. Sojer, R. (2001), S. 12-13 und S. 21-22.

während wird. Er beinhaltet den Grund für die Konsultation des vorherigen Leistungserbringers, eine Zusammenfassung der durchgeführten Diagnosen und Therapien und gibt einen Vorschlag für die Weiterbehandlung. Der Arztbrief dient als Kommunikationsmedium zwischen den Ärzten. Es sind drei Arten zu unterscheiden: Kurzarztbrief, Entlassbrief und ambulanter Arztbrief.[33]

Der Kurzarztbrief wird vor dem eigentlichen Entlassbrief verfasst, da dieser meist nicht schnell genug erstellt werden kann. Der Inhalt wird stichwortartig wiedergegeben. Ziel ist es, dem nachbehandelnden Arzt eine Vorabinformation über seinen Patienten zu geben. Im eigentlichen Entlassbrief werden die angesprochenen Inhalte ausführlich niedergelegt. Um eine kontinuierliche Behandlung zu erreichen, sollte der Brief so schnell wie möglich, also bevor der Patient den nachbehandelnden Arzt aufsucht, zugestellt werden.[34] In der Realität trifft der Entlassbrief einer Klinik, wie eine durchgeführte Studie von 1996 in Mecklenburg-Vorpommern zeigt, bei 47 % der Befragten nach vier Wochen ein und bei 40 % sogar noch später.[35] Das Institut für Arbeit und Technik in Gelsenkirchen errechnete in einer Untersuchung aus dem Jahre 2002 eine Laufzeit von 2,5 bis 45 Tagen für den Arztbrief.[36] Der Kurzarztbrief, der das so entstehende Informationsproblem bzw. Kommunikationsproblem lösen soll, wird seinem Ziel auch nicht gerecht, da er häufig nur kurz vor dem Entlassbrief beim Arzt eintrifft.[37] Der ambulante Arztbrief kann dem Entlassbrief inhaltlich gleich gesetzt werden. Er wird im Anschluss an eine ambulante Tätigkeit erstellt.[38]

Ein weiteres Dokument, das im Behandlungsprozess häufig benutzt wird, ist das **Rezept**. Das Rezept wird als eine besondere Form des Arztbriefes

---
33 Vgl. Leiner, F., Gaus, W., Haux, R. (1997), S. 79.
34 Vgl. Sojer, R. (2001), S. 11-13, S. 19.
35 Vgl. Sordyl, C. (1997) zitiert nach Burkowitz, J. (1999), S. 12.
36 Vgl. Bandemer, St. v. (2002), S.12.
37 Vgl. Latz, L. (1996) zitiert nach Burkowitz, J. (1999), S. 12.
38 Vgl. Sojer, R. (2001), S. 12.

eingeordnet und dient als Kommunikationsmedium zwischen Arzt und A-
potheker. Der Arzt dokumentiert auf einem vorgefertigten Formular min-
destens ein Arzneimittel bzw. einen Wirkstoff, welches bzw. welchen der
Patient zur Therapie seiner Krankheit verwenden soll. Der Patient, der das
Rezept vom Arzt zum Apotheker transportiert, erhält gegen Vorlage des
Rezeptes beim Apotheker das Arzneimittelprodukt.[39]

Die **Epikrise** ist wie der Arztbrief eine ex post Betrachtung der zuvor er-
stellten Diagnosen usw. Das Dokument soll „rückblickend unter Würdi-
gung des gesamten Krankheitsverlaufs und aller Einzelbefunde"[40] erstellt
werden, damit bei einer erneuten Aufnahme eine schnelle Orientierung
möglich ist.

In der **Patientenakte** werden im Laufe des medizinischen Behandlungsprozesses alle Daten und Dokumente gesammelt. Damit wird der gesamte
Behandlungsprozess eines Patienten abgebildet. Sie ist zentraler Datenpool
für die Behandlung. Die Inhalte bestehen aus den Patientenstammdaten, der
Anamnese, den Diagnosen, den Therapiemaßnahmen, der Pflegedokumentation und den Epikrisen. Ziel ist es, eine einzige Krankenakte zu haben,
um die Behandlungsqualität zu sichern und zu verbessern.[41] Dies gelingt in
der Praxis nicht. Jeder Arzt, der konsultiert wird, legt eine Akte für einen
Patienten an. Dazu kommen die Akten, die im Krankenhaus erstellt werden. Teilweise wird die Patientenakte zusätzlich noch in Teilakten, wie
zum Beispiel eine Röntgenakte, zerlegt. Auf diese muss dann in der Haupt-
akte gezielt hingewiesen werden. Dies geschieht häufig nicht.[42]

### 2.3.1.3 Weitere Dokumentation

Die Leistungserbringer sind gemäß §§ 294-303 SGB V und § 105 SGB XI
verpflichtet, „Angaben, die aus der Erbringung, Verordnung sowie der Ab-
gabe von Versicherungsleistungen entstehen, aufzuzeichnen" und den ent-

---

[39]     Vgl. Brockhaus (2002)
[40]     Leiner, F., Gaus, W., Haux, R. (1997), S. 83.
[41]     Vgl. Semmler, S., Engelbrecht, R. (2002), S. 1076.
[42]     Vgl. Leiner, F., Gaus, W., Haux, R. (1997), S. 79-81.

sprechenden Stellen zu übermitteln. Teilweise ergeben sich die Daten aus
der medizinischen Dokumentation. Nach § 301 I S.1 SGB V müssen Krankenhäuser zum Beispiel den Aufnahmegrund, die Aufnahmediagnose und
die vermutliche Dauer des Patientenaufenthaltes mitteilen. Bei diesem Datenaustausch muss aus Sicht der Prozessanalyse gefragt werden, ob es sich
um eine primär wertschöpfende Aktivität handelt oder eher um eine sekundäre. Im Gegensatz zu der medizinischen Dokumentation dienen diese Informationen nicht unmittelbar der Wissensbildung des behandelnden Arztes und fließen nicht in die Patientenbehandlung ein. Vielmehr geht es um
administrative Dokumentation. Somit handelt es sich um eine sekundäre
Aktivität, die die primären Prozessaktivitäten unterstützt.[43]

## 2.3.1.4 Aktueller Umfang der Dokumentation

In der aktuellen Diskussion über Ärztemangel in Deutschland, Arbeitsbe-
dingungen oder Bürokratisierung im Gesundheitssystem wird der Aufwand, den die Ärzte für die Dokumentation aufbringen müssen, immer
wieder kritisiert. Er soll in den letzten Jahren immer weiter zugenommen
haben.[44]

Eine repräsentative Studie des Deutschen Krankenhausinstituts[45] untersuchte den Dokumentationsaufwand bei deutschen Krankenhäusern in der Allgemeinchirurgie und in der inneren Medizin. Die Dokumentationsarten
wurden differenziert in patientenbezogene und administrative Dokumentation. Erstere bezieht sich auf den Behandlungsprozess (Patientenakte, Befunddokumentation, Dokumentation bei der Aufnahme bzw. Entlassung
usw.) und letztere beinhaltet Dokumente aus dem administrativen Bereich
(Todesfallbescheinigungen, Verschlüsselungen von Diagnosen, Mitteilun-
gen an den Medizinischen Dienst der Krankenkassen, Anträge für Rehabilitation usw.). Wie nachfolgend die Abbildung 5 zeigt, wurden für die Dokumentation durchschnittlich pro Arzt und Arbeitstag in der Allgemeinchi-

---

[43] Vgl. Kazimerczak, K., Lindczak, G. (2002), S. 1094.
[44] Vgl. All (2003), Korzilius, H. (2003) S. A1412, Lübke, N. (2000), S. 101.
[45] Vgl. Blum, K., Müller, U. (2003).

rurgie insgesamt 2:42 Stunden (161,9 Minuten) benötigt. In der inneren
Medizin wurden 3:15 Stunden (194,9 Minuten) gemessen. Der Mehrauf-
wand in der inneren Medizin von 33 Minuten liegt hauptsächlich an der
höheren Dokumentationszeit für die Entlassdokumentation, anteilig ca.
31,8 %.

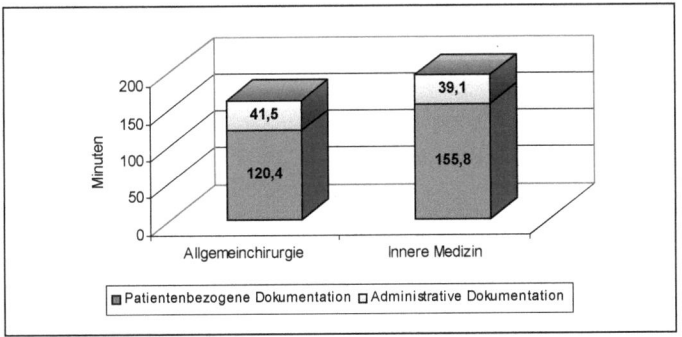

Abbildung 5:     Dokumentationsaufwand von Krankenhausärzten[46]

Ein Vergleich zeigt, dass 25 % der Ärzte mit dem niedrigsten Dokumentationsaufwand in der Inneren Medizin einen durchschnittlichen Dokumentationsaufwand von insgesamt ca. 1:47 Stunden, in der Allgemeinchirurgie
von insgesamt ca. 1:30 Stunden haben. Leider zeigt die Studie nicht, wie
die Dokumentation bei den einzelnen Ärzten erfolgt. Somit lässt sich noch
keine direkte Aussage über die Effizienz einzelner Methoden machen. Jedoch kann davon ausgegangen werden, dass „Rationalisierungs- bzw. Ent-
lastungspotenziale"[47] bestehen. Die Ärzte, die an der Studie teilgenommen
haben, glauben, dass die Belastung „durch eine verbesserte Ausstattung
und Organisation im Krankenhaus sowie durch eine Standardisierung der
Dokumentation"[48] sinkt und dass dann auch Dokumentationsaufgaben auf
andere Berufsgruppen übertragen werden können.

---

[46]     Quelle: Blum, K., Müller, U. (2003), S. 545.
[47]     Blum, K., Müller, U. (2003), S. 547.
[48]     Deutsches Krankenhausinstitut (2003).

Im Ergebnis zeigt die Studie, dass bei einem durchschnittlichen Arbeitstag von 8 Stunden ca. 30 – 40 % der Arbeitszeit für Dokumentationsleistungen des Arztes verwendet werden. Die Studie sagt nichts über den Dokumentationsaufwand nicht klinischer Ärzte. Dieser dürfte wegen des geringeren Umfangs niedriger einzuschätzen sein. Bei einer Umfrage[49] von niedergelassenen Ärzten aus dem Jahr 1998 wurde die Dokumentation von Patientendaten und Befunden als zeitaufwändig eingestuft. Sie folgte beim Anteil an der durchschnittlichen Arbeitszeit mit 3,59 Punkten[50] der Anamnese (3,94) und der Therapie (3,86) und nahm damit einen Platz vor der Diagnostik (3,51) ein. Nach dem Berufsreport Ärzte 2003 rechnen ca. 87 % der deutschen Ärzte durch Qualitätssicherungsmaßnahmen, Einführung von DRG oder DMP mit neuen Dokumentationsaufgaben.[51]

Die patientenbezogene Dokumentation aus der Studie des Deutschen Krankenhausinstituts wird im vorliegenden Text als medizinische Dokumentation bezeichnet. Die Studie konnte zwar die Vorteile einer IT-Ausstattung nicht nachweisen, aber die Ärzte sehen, dass die derzeitigen IT-Instrumente kaum genutzt werden und „dass eine Verbesserung der Strukturqualität mit einer Verbesserung der Prozessqualität einhergehen muss, um den ärztlichen Dienst spürbar von Dokumentationstätigkeiten zu entlasten."[52] Greift man die Prozessanalyse aus Kapitel 2.1 wieder auf, so ist es wichtig, diese Dokumentationsaktivitäten genauer zu untersuchen, damit Nutzenpotenziale, wie sie hier vermutet werden, herausgearbeitet werden. Reengineering mit Nutzenpotenzialen könnte zum Beispiel mit modifizierten Instrumenten im Prozess erfolgen. Möglichkeiten werden in Kapitel 3.2 vorgestellt.

---

[49] Vgl. Brechtel, Th., Schnee, M. (1999), S. A2658.
[50] Der Anteil an einem durchschnittlichen Arbeitstag wurde auf einer Skala von 1 (niedriger Anteil) bis 5 (hoher Anteil) gemessen.
[51] Vgl. Korzilius, H. (2003) S. A1412, Kazimerczak, K., Lindczak, G. (2002), S. 1094.
[52] Deutsches Krankenhausinstitut (2003).

## 2.3.2 Behandlungsleitlinien

### 2.3.2.1 Definition

Die Leitlinie ist eine „systematisch entwickelte Entscheidungshilfe über die angemessene ärztliche Vorgehensweise bei speziellen gesundheitlichen Problemen."[53] Die Entwicklung von Leitlinien stellt die „medizinische Effektivität in den Vordergrund."[54] Sowohl für das Krankenhaus als auch für niedergelassene Ärzte bieten sie damit einen optimierten Behandlungsablauf für ausgewählte Diagnosen. So soll die Behandlungsqualität gesteigert und der Prozess für die Beteiligten transparenter und nachvollziehbarer werden. Der Prozessablauf wird durch seine Dokumentation standardisiert. Wenn es die Situation erfordert, können die Anwender von dem vorgegebenen Pfad abweichen.[55]

Zu unterscheiden sind medizinische Leitlinien und solche, die konkreter auf die einzelnen Institutionen (Krankenhaus, niedergelassene Ärzte usw.) zugeschnitten sind. Letztere bilden auch organisatorische Faktoren und innerbetriebliche Ressourcenallokationen ab. Die interne Leitlinie ist damit ein Konzept „zur Behebung von Problemen der interdisziplinären Absprache und der Abstimmung medizinischer und organisatorischer Rahmenbedingungen."[56] Sie wird nicht nur für vereinzelte Diagnosen erstellt, sondern auch für die Prozesse in der Institution, zum Beispiel für die Abwicklung einer Aufnahme oder einer Entlassung. Dabei werden die medizinischen Leitlinien in die prozessorientierte Leitlinie mit eingebunden und bilden damit die gesamte reale Behandlung ab. Deswegen wird im Folgenden in diesem Fall von Behandlungspfaden gesprochen. Je intensiver die medizi-

---

[53]   Bloch, R. E., Lauterbach, K., Oesingmann, U. u. a. (1997), S. A-2154.
[54]   Schrappe, M., Bollschweiler, E., Grüne, F. u. a. (1999), S. 447.
[55]   Vgl. Sommer, K., Hansen, D. (2003), S. 20, Trill, R. (2000), S. 157.
[56]   Schrappe, M., Bollschweiler, E., Grüne, F. u. a. (1999), S. 452.

nische Leitlinie in den Behandlungspfad eingebunden ist, desto wirkungs-
voller ist sie.[57]

Bei der Entwicklung von Behandlungspfaden können die drei Ebenen des
Behandlungsprozesses (s. Kapitel 2.2.1) als Vorlage dienen, um den Detaillierungsgrad des Behandlungspfades zu bestimmen. Die Repräsentation
von Behandlungspfaden kann monocodal oder multicodal erfolgen.[58] Dabei
lassen sich Textformen, Bilder oder Grafiken verwenden.

Entwickler sind zum Beispiel:

- Berufsverbände
- Kliniken, Klinikverbände
- Wissenschaftlich-
  Medizinische Fachgesell-
  schaften
- Qualitätszirkel

- Ärztenetze
- Krankenhausträger
- Bundesärztekammer: Wissen-
  schaftlicher Beirat
- Wissenschaftliche Institute

Die Behandlungspfade werden von der Institution selbst erstellt, da sie die
internen Ressourcen berücksichtigen müssen. Diese sollten von der Institution kontinuierlich mit Hilfe des Controllings evaluiert und analysiert werden.[59]

## 2.3.2.2 Probleme aus der Praxis

Medizinische Leitlinien werden in der Praxis noch nicht so häufig eingesetzt, obwohl sie theoretisch durch eine gleich bleibende Anwendung bei
Routinearbeiten schon bestehen.[60] In einer Studie zeigt Schneider[61] in Fällen arterieller Hypertonie, dass niedergelassene Ärzte kaum Kenntnisse ü-
ber medizinische Leitlinien haben. Kenntnisse hatten bei den Allgemein-

[57]  Vgl. Schrappe, M., Bollschweiler, E., Grüne, F. u. a. (1999), S. 447, Sommer, K., Han-
      sen, D. (2003), S. 16.
[58]  Vgl. Tenckhoff ,B., Perl, P. (2002) S. 669.
[59]  Vgl. Sommer, K., Hansen, D. (2003), S. 16, 20.
[60]  Vgl. Trill, R. (Hrsg.) (2002), S. 60.
[61]  Vgl. Schneider, C., Hagemeister, J., Pfaff, H., u. a. (2001), S. 339 - 444.

medizinern 18,8 % und bei den Internisten 26,6 %. Im Zusammenhang mit diesem Kenntnisstand könnte die Effektivität der Behandlung stehen. In Deutschland werden die Frauen nur zu 40 % und die Männer nur zu 24 % effektiv behandelt.[62] Daraus könnte man schließen, dass es Umsetzungsprobleme gibt.

Der Einsatz von medizinischen Leitlinien stößt zunächst bei ihrer Entwicklung auf Schwierigkeiten. Es gibt Widersprüche in den Empfehlungen oder die Implementierung der medizinischen Leitlinie gestaltet sich als sehr schwierig. Insbesondere die Integration in den Arbeitsablauf ist eine schwer lösbare Aufgabe. Die Repräsentation der Behandlungspfade erfolgt häufig in Textform. Diese ist aufgrund ihres Umfangs unhandlich und teilweise unübersichtlich. Sie stellt für den Benutzer keine Erleichterung des Arbeitsablaufs dar. Dies gilt umso mehr, als es sich bei medizinischen Leitlinien häufig um die Beschreibung sehr komplexer Abläufe handelt. Der Arzt, der einen Patienten behandelt, kann diesen nicht warten lassen, weil er die mehrseitige Leitlinie durchlesen soll. Dem wird versucht, mit tabellarisch aufgebauten medizinischen Leitlinien abzuhelfen. Sie sind zwar ein wenig übersichtlicher, aber die Handhabung wird ebenfalls als sehr schwierig bezeichnet.[63]

Ein weiteres Problem ist, dass die medizinische Leitlinie statisch ist. Sie wird nicht auf den individuellen Patienten abgestimmt. Dieses Argument wird von Ärzten häufiger vorgebracht, da ein Standardablauf, insbesondere bei medizinischen Leitlinien, nicht auf den Patienten zugeschnitten ist. In Diskussionen sprechen die Ärzte von „Kochbuchmedizin"[64]. Auch fehlen zu den medizinischen Leitlinien häufig Quellenangaben. Damit ist nicht sicher, ob diese überhaupt evidenzbasiert sind. Hinzu kommt, dass es viele Entwickler von medizinischen Leitlinien gibt und damit die Transparenz

---

[62]   Vgl. Kirchner, H., Fiene, M., Ollenschläger, G. (2001), S. 1215.
[63]   Vgl. Kirchner, H., Fiene, M., Ollenschläger, G. (2001), S. 1215-1216, Schrappe, M., Bollschweiler, E., Grüne, F. u. a. (1999), S. 450.
[64]   Bauer, H. (2003), S. A95, Richter, E. A. (2002).

fehlt.[65] Die Möglichkeit, schnell auf weitere Informationen zugreifen zu
können, ist ebenso kaum realisierbar. Meistens müssen Benutzer dafür einen zusätzlichen, zeitintensiven Aufwand betreiben. Damit wird der Behandlungsablauf stark gestört.

Behandlungspfade sind wie die medizinischen Leitlinien in den Institutionen eher selten. Ihr Einsatz wird als ebenso problematisch empfunden, weil
ihre Darstellung nicht optimal ist und man eine Standardisierung nicht für
richtig hält, obwohl zum Beispiel 60 bis 70 % der Behandlungsabläufe im
Krankenhaus standardisierbar sind.[66]

Aufgrund dessen finden medizinische Leitlinien und Behandlungspfade bei
den Benutzern noch wenig Akzeptanz. Um dieses Problem zu lösen, bedarf
es Tools, die es ermöglichen, Behandlungspfade so zu erstellen, dass sie für
den Anwender eine optimale Hilfe darstellen und während des Prozesses
einen Mehrwert schaffen.[67]

## 2.4 Eine kritische Betrachtung der Schnittstellen

### 2.4.1 Probleme und unausgenutzte Effizienz im Behandlungs-prozess

Die Schnittstellen im Gesundheitswesen bezeichnen „die Berührungspunk-
te (oder Grenzen) verschiedener Systemteile oder Einflussbereiche einzelner Einrichtungen und Versorgungsinstanzen."[68] Aufgrund der funktionalen Ausrichtung des Gesundheitswesens (s. Kapitel 2.1) sind zahlreiche
solcher Schnittstellen entstanden. Einen Ausschnitt von Schnittstellen zeigt
Abbildung 6.

---

[65]   Vgl. Helou, A., Perleth, M., Schwartz, F. W. (2000), S. 53-54, Kirchner, H., Fiene, M.,
        Ollenschläger, G. (2001), S. 1216.
[66]   Vgl. Teichmann, W. (2003), S. 13.
[67]   Vgl. Noelle, G. (2001), S. 126-127.
[68]   Garms-Homolová, V. (1998).

| Von | Zu | |
|---|---|---|
| Hausarzt | Berufsgruppen (Arzt und Arzthelferin) | |
| | Krankenhaus | |
| | Rehabilitationsklinik | |
| | Facharzt | |
| | Heilmittelerbringer | |
| | Apotheke | |
| Facharzt | Berufsgruppen (Arzt und Arzthelferin) | |
| | Hausarzt | |
| | Krankenhaus | |
| | Rehabilitationsklinik | |
| | Heilmittelerbringer | |
| | Apotheke | |
| Krankenhaus | Innerhalb | Abteilung A und Abteilung B |
| | | Berufsgruppen (Arzt und Pfle-gekraft) |
| | Krankenhaus | |
| | Hausarzt | |
| | Facharzt | |
| | Rehabilitationsklinik | |
| | Heilmittelerbringer | |
| | Apotheke | |

Abbildung 6:     Ausschnitt von möglichen Schnittstellen im Behandlungsprozess[69]

Jede Schnittstelle kann ein Problem darstellen, da unterschiedliche Interessen, Verhaltensweisen oder Techniken aufeinander treffen und die einzelnen Akteure des Behandlungsprozesses autonom handeln. Dieses mangel-
hafte Ineinandergreifen bedeutet für den gesamten Behandlungsprozess
starke Ineffizienz. Einen Ausschnitt von Schnittstellenproblemen und Ineffizienzen zeigt Abbildung 7.[70]

---

[69]     Quelle: Eigene Darstellung.
[70]     Vgl. Feuerstein, G. (1994).

| Schnittstellenprobleme | Ineffizienz |
|---|---|
| • Patientendaten, Diagnosen und Therapien nicht oder verspätet weitergereicht<br>• Einweisung enthält zu wenige oder unleserliche Informationen über Vordiagnosen<br>• Keine Möglichkeit, Patienten direkt für Behandlungstermine vorzumerken<br>• Verspätete Terminabsprachen | • Verzögerung des Behandlungsprozesses<br>• Über-, Unter-, Fehlversorgung<br>• Ärzte-Hopping<br>• Fehltherapien<br>• Höhere Behandlungskosten<br>• Zusatzbelastung für den Patienten<br>• Geringere Qualität der Nachsorge |

Abbildung 7: Beispiele für Schnittstellenprobleme und Ineffizienz[71]

Schnittstellenprobleme treten selbst innerhalb einer Institution, eines Krankenhauses oder einer Arztpraxis auf.[72] Zum einen entstehen innerhalb einer Abteilung Konflikte aufgrund unterschiedlicher Berufsgruppeninteressen. In einer Mitarbeiterumfrage von deutschen Krankenhäusern, durchgeführt vom Institut für Arbeit und Technik in Gelsenkirchen, gaben nur ca. 50 % der Ärzte an, dass eine abteilungsinterne Abstimmung stattfindet. Zum anderen können zwischen den Abteilungen verspätete Informationsübermittlungen zu Problemen führen. Die oben beschriebene Studie zeigt, dass nur ca. 34 % der Ärzte und ca. 25 % der Pflegekräfte meinen, dass bei der abteilungs- und stationsübergreifenden Zusammenarbeit vorwiegend keine Probleme bestehen. Die Untersuchung des deutschen Krankenhausinstituts (s. Kapitel 2.3.1.4) zeigt, dass die Dokumentation viel Aufwand erfordert, trotzdem bestehen noch Informationsdefizite. Bei der Umfrage des Instituts für Arbeit und Technik gaben 50 % der Ärzte und 37 % der Pflegekräfte

---

[71] Quelle: Burchert, H. (2002), S. 47-48, Landenberger, M., Münch, M. (2002), S. 174-175, Morra, F. (1996), S. 257-259.
[72] Vgl. Morra, F. (1996), S. 257-259.

an, dass ihnen teilweise wichtige Informationen zu Patienten fehlen. Insbesondere tritt dieses Problem zwischen Abteilungen auf. Die Koordinationsmängel, die zum Beispiel durch fehlende Informationen oder lange Suche entstehen, führen zum Beispiel in den Operationssälen zu ca. 25 % zu außerplanmäßigen Leerständen. In diesem Bereich sehen 69 % der Ärzte und 58 % der Pflegekräfte Verbesserungsmöglichkeiten.[73]

Der Fluss des Prozesses kann nur durch eine Veränderung an den Berührungspunkten verbessert werden. In anderen Wirtschaftsbereichen versucht man die Schnittstellen durch Reengineering zu eliminieren, in dem man sie standardisiert.[74] Zur Messung der Verbesserung können die Stellgrößen aus Kapitel 2.1 dienen. Um eine Verbesserung an den Berührungspunkten zu erreichen, muss es zu einer Kooperation und Koordination der Akteure zwischen den einzelnen Teilprozessen kommen.[75] Ziel ist es, die Schnittstellen ineinander zu verschmelzen. Das Bundesministerium für Gesundheit sieht eine Lösung in der integrierten Versorgung. „Integrierte Versorgung überwindet die Schnittstellenprobleme zwischen den einzelnen Sektoren im Gesundheitssystem, reduziert unnötige Untersuchungen im Behandlungsprozess, schafft mehr Vertrauen in die Therapie und leistet einen erheblichen Beitrag zur finanziellen Entlastung des Gesundheitssystems."[76]

## 2.4.2 Lösungsansatz für die Schnittstellenproblematik

### 2.4.2.1 Integrierte Versorgung

Unter einer integrierten Versorgung kann jede Kooperationsform verstanden werden, die eine auf den Patienten ausgerichtete effiziente Versorgung gewährleistet. Integration, die „Eingliederung in ein größeres Ganzes"[77], kann in unterschiedlichen Sektoren erfolgen. Dabei können sich die Sektoren ergänzen, aber auch ausschließen. Auf dem **medizinischen** Sektor kann

[73]    Vgl. Bandemer, St. v., Hilbert, J. (2003), S. 6-9.
[74]    Vgl. Klaus, P. (2001), S. 30.
[75]    Vgl. Schaarschmidt, H. (2002), S.53.
[76]    Bundesministerium für Gesundheit und soziale Sicherung (2003).
[77]    Wissenschaftlicher Rat der Dudenredaktion (Hrsg.) (1990), S. 354.

Integration durch einen Ärzte-Qualitätszirkel geschaffen werden, der sich
die Aufgabe gibt, gemeinsame Behandlungspfade für bestimmte Diagnosen
zu erarbeiteten. Integration auf dem **wirtschaftlichen** Sektor ist zum Beispiel möglich durch kooperative Budgetverantwortung. Auf dem **rechtlichen** Sektor kann durch einen gemeinsamen Vertrag Integration entstehen.
**Technisch** lässt sich die Integration durch eine gemeinsame Patientenakte
oder eine Vernetzung umsetzen.[78]

Am 01.01.2000 wurde mit der „GKV-Gesundheitsreform 2000" ein neuer
elfter Abschnitt im vierten Kapitel des Sozialgesetzbuches V (SGB V) eingeführt. In diesem Abschnitt wird mit den §§ 140 a-h die integrierte Versorgung geregelt, die neben dem herkömmlichen System besteht. Die Verträge für die integrierte Versorgung werden zwischen den Leistungserbringern und mindestens einer Krankenkasse geschlossen.[79] Dadurch soll eine
über „verschiedene Leistungssektoren übergreifende und interdisziplinäre
Versorgung der Versicherten erreicht werden, die sektorale Schranken ü-
berwindet und bei Leistungsverlagerungen eine entsprechende Änderung
der Finanzierungsströme sicherstellt."[80] Hiermit wird eine patientenorientierte, interdisziplinäre Versorgung durch enge Kooperation zwischen ärztlichen und nichtärztlichen Leistungserbringern, niedergelassenen Ärzten
und Krankenhäusern, zwischen Haus- und Fachärzten sowie Vorsorge- und
Rehabilitationseinrichtungen erreicht. Nach § 140b Abs. 3 SGB V müssen
die am Vertrag Beteiligten „die organisatorischen, betriebswirtschaftlichen
sowie medizinischen und medizinisch-technischen Voraussetzungen" gewährleisten. Darunter fällt zum Beispiel eine kontinuierliche Dokumentation, die den Beteiligten bis zu einem bestimmten Maß zugänglich sein
muss. Der Gesetzgeber versucht mit dieser neuen Versorgungsart, das inef-
fiziente Sektorendenken aufzubrechen. Dazu gehört auch ein neuer Weg im
Bereich der Vergütung. Die Leistungserbringer können nun anders als bei

---

[78]  Vgl. Roland Berger (2002), S. 24-25.
[79]  Vgl. Conrad, H.-J (2001), S. 1.
[80]  AOK-Bundesverband, Bundesverband der Betriebskassen u. a. (2001), S. 2.

der traditionellen Vergütung für sich Budgetverantwortung über die Sektorengrenzen hinweg übernehmen.[81]

Der Gesetzgeber hat schon früher andere Möglichkeiten für integrierte Versorgungsstrukturen geschaffen. Dazu zählen der Strukturvertrag nach § 73a SGB V und das Modellvorhaben gemäß §§ 63-65 SGB V. § 73a SGB V wurde für die Bildung von Ärztenetzen geschaffen. Eine Einbindung von Krankenhäusern ist nicht möglich. § 63 SGB V erlaubt weitergehende Möglichkeiten. Es können unabhängig vom SGB V eigenständige Vereinbarungen durch Verträge abgeschlossen werden. Beide Ansätze gehen vom Umfang her nicht so weit wie der Vertrag nach § 140a SGB V. Sie zielen jeweils nur auf einzelne Aspekte der Gesundheitsversorgung ab.[82]

Zwei weitere Ansätze für eine im weiteren Sinne integrierte Versorgung sind die Disease-Management-Programme (DMP) und das Case-Management. Erstere ist eine indikationsbezogene integrierte Versorgung für chronisch Kranke. Die Behandlung basiert gemäß § 137f SGB V auf evidenzbasierten Leitlinien. DMP wird definiert als „systematischer, sektorenübergreifender und populationsbezogener Ansatz zur Förderung einer kontinuierlichen, evidenzbasierten Versorgung von Patienten mit chronischen Erkrankungen über alle Krankheitsstadien und Aspekte der Versorgung hinweg."[83] Beim Case-Management wird ein Case-Manager beauftragt, einen Patientenfall sektorübergreifend zu koordinieren. Die Koordinationsleistung liegt darin, dass der Patient zur richtigen Zeit, am richtigen Ort die für ihn effizienteste und effektivste Behandlung erhält.[84]

Alle Ansätze haben also gemein, dass mehrere Akteure aus unterschiedlichen Bereichen kooperativ innerhalb eines Behandlungsprozesses arbeiten sollen. Damit könnte die Versorgungsstruktur des Gesundheitswesens in

---

[81]    Vgl. Roland Berger (2002), S. 18.
[82]    Vgl. Schrinner, B. (2001), S. 633-635.
[83]    Lauterbach, K. W. (2001), S. 23.
[84]    Vgl. Ewers, M., Schaeffer, D. (2000), S. 53-61, Rachhold, U. (2000), S. 64.

eine verbesserte, auf den Patienten ausgerichtete Form überführt werden. Schnittstellenprobleme könnten so behoben werden.

## 2.4.2.2 Kooperation, Koordination und Kommunikation

Eine Voraussetzung für die Umsetzung der integrierten Versorgung ist, dass die beteiligten Partner eine Kooperation eingehen wollen. Das Verbinden unterschiedlicher Systeme mit dem Ziel, für eine Aufgabe einzutreten, bezeichnet man als **Kooperation**. Eine Kooperation benötigt Abstimmung zwischen den Systemen. Die vorgelagerte Abstimmung von Aktivitäten auf ein übergeordnetes Ziel bezeichnet man hingegen als **Koordination**. Sie ist besonders dann erforderlich, wenn wechselseitige Abhängigkeiten zwischen Teilaktivitäten bestehen. Eine Koordination ist zum Beispiel zwischen Krankenhausabteilungen insbesondere dann nötig, wenn das gemeinsame Ziel verfolgt wird, einen Besserungszustand bei einem Patienten herbeizuführen. Koordination verlangt für die Abstimmung zwischen den Subsystemen **Kommunikation**. Dies ist der Austausch von Informationen zwischen Systemen.[85] Somit basiert, wie Abbildung 8 zeigt, eine optimale Kooperation auf Kommunikation, die die Koordinationsaufgabe innerhalb der Kooperation unterstützt.

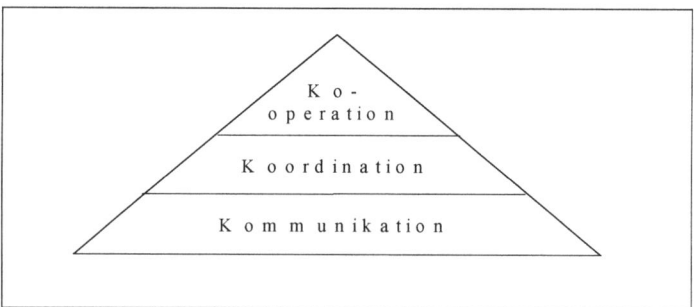

Abbildung 8:     Abhängigkeit der Kooperation von der Kommunikation[86]

---

[85]     Vgl. Bodendorf, F., Robra-Bissantz, S., Weiser, B. u. a. (2001), S. 88-91, Schaarschmidt, H. (2002), S. 53-54.

[86]     Quelle: Eigene Darstellung.

1998 wurde vom Deutschen Ärztetag zur Stärkung der Kooperation zwischen den Akteuren, insbesondere zwischen den niedergelassenen Ärzten
und Krankenhäusern die Implementierung eines Kommunikationsnetzes
gefordert.[87] Mit diesem könnte die integrierte Versorgung umgesetzt und
die Schnittstellenproblematik entschärft werden. Ein Mittel wäre die IT.
Ziel des Einsatzes von IT sollte es sein, die immer komplexer werdende
Kommunikation zwischen den einzelnen Partnern durch intelligente Tools
zu unterstützen.[88] Diese Tools befinden sich im Bereich der Telematik für
das Gesundheitswesen.

---

[87]     Vgl. Bundesärztekammer (1998).
[88]     Vgl. Dietzel, G. T. W., Winter, St. F. (2002), S. 16.

# 3. Informationstechnologie für den medizinischen Behandlungsprozess

## 3.1 Telematik und Telemedizin

### 3.1.1 Definitionen und Ziele

Der Begriff „Telematik" setzt sich aus den Begriffen Telekommunikation und Informatik zusammen. Dietzel vom Bundesministerium für Gesundheit beschreibt Gesundheitstelematik als die „Anwendung moderner Telekommunikations- und Informationstechnologien im Gesundheitswesen, insbesondere auf administrative Prozesse, Wissensvermittlungs- und Behandlungsverfahren"[179].

Telemedizin wird vom amerikanischen „Telemedicine Research Center" kurz als „the use of electronic signals to transfer medical information from one site to another"[180] beschrieben. „Jeremy Holland verwendet eine weitgreifendere Definition: ,Telemedizin ist die Untersuchung, Überwachung und Behandlung von Patienten und die Erziehung beziehungsweise Ausbildung von Patienten und Personal mit Hilfe von Systemen, die unabhängig vom Aufenthaltsort des Patienten den schnellen Zugriff auf Ratschläge von Experten zulassen.'"[181] Diese setzt den Patienten in den Mittelpunkt. Somit kann Telemedizin beschrieben werden als die medizinische Leistung, die mit Hilfe der Telematik erbracht wird. Die Schnittstellen der Einsatzbereiche von Telemedizin und Telematik, die nachfolgend Abbildung 9 illustriert, verdeutlichen deren Bedeutung.

---

[179]  Dietzel, G. T. W. (1999), S. 14.
[180]  Schroeder, G. (1997).
[181]  Günther J. (1999), S. 25.

32

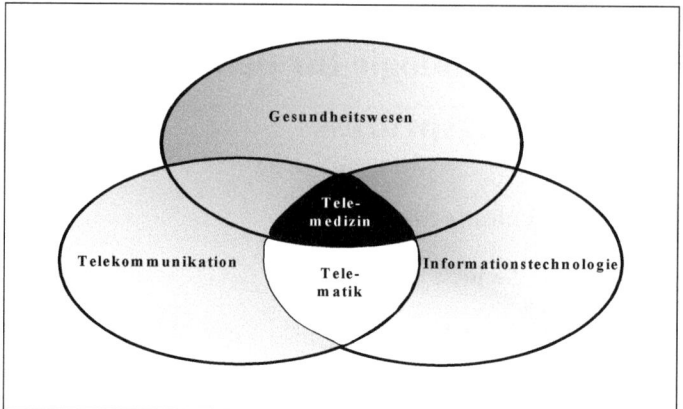

Abbildung 9:     Einsatzbereich der Telemedizin und der Telematik[182]

Von dem Einsatz der Telematik im Gesundheitswesen erwartet man Kosten-
reduzierung und gleichzeitige Qualitätssicherung bzw. -steigerung in der Versorgung.[183] Die Literatur zeigt, dass die Telematik dazu Einzelbeiträge für den
Gesundheitssektor leisten kann. Zu nennen sind:[184]

• Qualitätsverbesserung und Effizienzsteigerung durch standardisierte Dokumente in der medizinischen Dokumentation

• Bessere Verfügbarkeit von medizinischem Wissen zur Steuerung in der
  Behandlung

• Austausch von Patienteninformationen mit weniger Aufwand und Ressourcen (Papier und weiteres Büromaterial)

• Transparenz der Leistungs- und Kostendaten für die Entscheidungsträger
  des Gesundheitswesens

• Einfachere wissenschaftliche Datenerhebung für organisatorische und medizinische Evaluationen

• Vereinfachung von Verwaltungs- und Abrechnungsaufgaben

---

[182]   Quelle: Eigene Darstellung in Anlehnung an Roland Berger (1997), S. 21.
[183]   Vgl. Dietzel, G. T. W. (1999), S. 14, Roland Berger (1997), S. 27-28.
[184]   Vgl. Richter-Reichhelm, M. (2001), S. 620-621, Roland Berger (1997), S. 24, Zipper, M.
        (2001), S. 639.

Darüber hinaus tritt das Gesundheitssystem durch die Anwendung von Telematik und Telemedizin aus seinem sektoralen Schatten und wird neue Strukturen aufbauen. Es werden neue Kooperationskonzepte und neue Organisationsformen benötigt. Das setzt aber einen Konsens der Akteure in allen Bereichen voraus.[185]

## 3.1.2 Anwendungsbereiche der Telematik im Gesundheitswesen

Die Anwendungen der Telematik lassen sich, wie das europäische Projekt „Health Plans" zeigt, in einzelne Bereiche gliedern. Sie sind danach wie folgt:[186]

- Institution Orientated Systems
  Beispiel: Termin-, Belegungs- und Personalplanung
- Communication of medical information related to a patient
  Beispiel: Elektronische Patientenakte mit bildgegebenen Verfahren
- Communication of administrative information
  Beispiel: Verwaltungskommunikationssysteme inklusive Abrechnungen
- Support to Professionals in their day to day practice
  Beispiel: Verbreitungsmethoden von medizinischem Wissen, Leitlinien
- Telemedicine
  Beispiel: Telepathologie und -neurologie, Telemonitoring, Telechirurgie, Teleradiologie und Telekonsultation
- Services to Citizens
  Bürgerbezogene Informationssysteme
- Teleeducation
  Beispiel: Operationssimulation oder Telekonferenzen für Aus-, Fort- und Weiterbildung

Die Wirkung der eingesetzten Instrumente ist aber interdisziplinär. Die elektronische Patientenakte wirkt zum Beispiel innerhalb der Krankenhausinfor-

---

[185]    Vgl. Steyer, G. (2002), S. 142.
[186]    Vgl. Health Plans (1998), S. 10-11.

mationssysteme (KIS) und erzeugt ebenfalls wichtige Daten für die Erarbeitung von Leitlinien.

Die Telematik soll „bisherige Kommunikations-, Rationalisierungs-, und
Qualitätsprobleme im Gesundheitswesen"[187] lösen (s. Kapitel 2.4.1). Dazu
bedarf es intelligenter Instrumente aus den Anwendungsbereichen, die sich
einfach implementieren lassen und für den Anwender benutzerfreundlich
sind. Durch sie könnte der Anteil der Kommunikationsleistungen an den gesamten Leistungen, die im Gesundheitswesen erbracht werden (20 – 40 %,
s. Kapitel 2.2.2) reduziert werden.[188] Das würde für den Teilprozess medizinische Dokumentation aus Kapitel 2.3.1 bedeuten, dass IT-Instrumente dazu
beitragen können, den Behandlungsprozess effektiver und effizienter zu machen. Im Folgenden werden unterschiedliche IT-Instrumente vorgestellt.

## 3.2 Informationstechnologie-Instrumente zum Abbau der Schnittstellenprobleme

### 3.2.1 Die Gesundheitskarte

#### 3.2.1.1 Beschreibung und Nutzen

Die Gesundheitskarte ist eine Erweiterung der derzeitigen Versicherungskarte. Letztere hat eine Chipkapazität von 256 Byte und dient nur dem administrativen Bereich mit den gespeicherten Daten: Name, Adresse, Geburtsdatum
Krankenversichertennummer und Versicherungsstatus. Die Versicherungen
haben das alleinige Recht, die Karte mit den Daten zu beschreiben. Die Leistungserbringer können die Karte mit Hilfe eines Kartenlesegeräts auslesen
und in ihrem Praxisverwaltungssystem (PVS) weiterverarbeiten.[189]

Die neue Generation der Versichertenkarte, die Gesundheitskarte, eine „Smart
Card", wird einen größeren Speicher haben. Zu den administrativen Daten
sollen verschlüsselt die Gesundheits-, Notfall-, und Rezeptdaten abgelegt

---

[187] Dietzel, G. T. W., Winter, St. F. (2002), S. 16.
[188] Vgl. Dietzel, G. T. W., Winter, St. F. (2002), S. 16, Schröder, K. T. (2003).
[189] Vgl. Roland Berger (1997), S. 40.

werden. Die gespeicherten Daten auf der Gesundheitskarte können vom Leistungserbringer gelesen und modifiziert werden. Somit ist sie fast ein Duplikat der Krankenakte im Papierformat. Die Gesundheitskarte könnte Schlüssel- und Pointerfunktionen für Datenbestände auf einem Server übernehmen. Für den Zugriff muss der Patient sich beim Leistungserbringer durch eine Passworteingabe im Kartenlesegerät authentifizieren. Dann kann der Leistungserbringer auf die elektronische Patientenakte (s. Kapitel 3.2.2) des Patienten zugreifen.[190]

Da sich die Gesundheitskarte beim Patienten befindet und er sie mit seinen Patientendaten dem Leistungserbringer nur auf freiwilliger Basis geben muss, wird der Patient in seiner Autonomie gestärkt. Ein weiterer Vorteil ist, dass die vollständige Krankengeschichte inklusive einer Arzneimitteldokumentation im Behandlungsprozess allen Akteuren zur Verfügung steht. So hat jeder Akteur immer den aktuellsten Stand für die Untersuchungen, insbesondere bei einem Notfall. Zum Beispiel kann die Arzneimitteldokumentation auf Unverträglichkeiten hinweisen. Damit wäre eine höhere Effektivität und Effizienz im Behandlungsprozess erreichbar. Man könnte also einen Vorteil, den man der Telematik im Gesundheitswesen zuspricht, erreichen (s. Kapitel 3.1).[191]

Der Nachteil der Gesundheitskarte ist die geringe Speicherfähigkeit von Daten. Bilder, wie sie in der Radiologie angefertigt werden, können nicht in großer Anzahl gespeichert werden. Problematisch ist auch der plötzliche Verlust der Karte. Sind auf ihr alle Patientendaten gespeichert, die nicht noch einmal hinterlegt worden sind, ist eine Wiederherstellung der gesamten Patientengeschichte schwierig. Dennoch sind die Vorteile den Nachteilen bei weitem überlegen.[192]

---

[190]    Vgl. Bag (2003), GKV-Modernisierungsgesetz (2003), S. 387-390.
[191]    Vgl. Schroeder, U. (2003), S. 37.
[192]    Vgl. Rienhoff, O. (2001), S. 643-644.

### 3.2.1.2 Erfahrungen aus der Praxis

In Deutschland waren 1997 ca. 1 Million Bürger in unterschiedlichen regionalen Modellen an der Erprobung der Gesundheitskarte mit unterschiedlichen Funktionen beteiligt. Die meisten Modelle konzentrierten sich häufig auf spezielle Bereiche, wie auf Dialysepatienten.[193]

Die Modellregion Flensburg testet die Gesundheitskarte „Schleswig Holstein". Sie kommt der bis 2006 einzuführenden Gesundheitskarte (s. Kapitel 6.4) am nächsten und ist damit ihr Vorläufer. Derzeit werden Patienten rekrutiert, die ihre Patientendaten freigeben und an dem Projekt mitarbeiten, an dem fünfzehn Arztpraxen, fünf Krankenhausabteilungen, eine Apotheke, die Allgemeine Ortskrankenkasse (AOK) Schleswig Holstein und die Landesärztekammer Schleswig Holstein beteiligt sind. Ziel ist es zum Einen, die Arbeitsabläufe effektiver und effizienter zu machen. Zum Anderen soll das Projekt als Vorzeigemodell für die von der Bundesregierung demnächst eingeführte Gesundheitskarte dienen.[194]

Die regionalen Modellprojekte haben das Problem, dass die Teilnahme freiwillig ist und bisher unterschiedliche Standards eingesetzt wurden. Aufgrund dieser Insellösungen war eine Kooperation der Modelle über die Jahre nicht möglich. Dies führte zu Nutzen- und Akzeptanzverlusten. Eine Kosten-Nutzen-Analyse zur Gesundheitskarte wird in Kapitel 3.2.4.2 in Verbindung mit dem elektronischen Rezept ausführlich dargestellt. Sie zeigt zwar einen positiven Wert für die Gesundheitskarte, aber die Kombination von Gesundheitskarte und elektronischem Rezept erweist sich als vorteilhafter.[195]

---

[193] Vgl. Roland Berger (1997), S. 44-45.
[194] Vgl. Di (2002), Görlitzer, K. P. (2002), Güdelhöfer, B. (2003), Schroeder, U. (2003), S. 34-38.
[195] Vgl. Debold & Lux (2001), S. 67-75.

## 3.2.2 Elektronische Patientenakte

### 3.2.2.1 Beschreibung und Nutzen

Die Krankenakte ist, wie in Kapitel 2.3.1.2 dargestellt, ein zentrales Element des Behandlungsprozesses. In ihr sollen alle erhobenen Informationen festgehalten werden, damit eine effektive Behandlung möglich ist.

Die „elektronische Patientenakte" (EPA) ist ein digitales Duplikat der konventionellen Papierakte und bietet darüber hinaus einen qualitativen und quantitativen Mehrwert. Sie soll alle Vorgänge verknüpfen und ist damit eine digitale Sammelakte von Patientendaten und -dokumenten, die vom Patienten aus gesteuert wird und generell institutionsübergreifend zu jeder Zeit Einsicht gestattet.[196] Sie hat damit das „Potenzial, die Kommunikation im Gesundheitswesen und damit die Behandlung- und Lebensqualität erheblich zu verbessern und gleichzeitig Milliardenbeträge einzusparen"[197]. In der Literatur werden folgende Ziele und Aufgaben für die EPA definiert:[198]

• Vollständige und strukturierte Krankengeschichte
• Jederzeit verfügbare Informationsquelle
• Basis für medizinische Entscheidungen
• Basis für eine einheitliche Informationsquelle
• Juristisch anerkannte, medizinisch-pflegerische Dokumentation
• Unterstützung der Forschung, Ausbildung und Weiterbildung
• Basis für Abrechnung, Controlling und Budgetierung

In der Literatur werden der EPA erhebliche Vorteile gegenüber der konventionellen Patientenakte eingeräumt. Sie dient dem Arzt und anderen während der Behandlung als Gedächtnisstütze sowie zwischen den Akteuren als Kommunikations- und Informationsinstrument. Die EPA kann damit einen

---

[196]   Vgl. Stadler, J. (2002c), S. 661.
[197]   Thielscher, C., Schroeders, N. v. (2002), S. 54.
[198]   Vgl. Hass, P. (1997), S. 22, Roetmann, B., Zumtobel, V. (2001), S. A 892, Semmler, S., Engelbrecht, R. (2002), S.1076, Steyer, G. (2002), S. 151.

entscheidenden Beitrag zur Behebung von Schnittstellenproblemen leisten. Der Leistungserbringer wird mit einer EPA einfacher und schneller auf alte Befunde usw. zugreifen können, so dass eine Steigerung der Behandlungsqualität zu erwarten ist. Doppeluntersuchungen können durch Einsicht in die Befund- und Therapiedaten vermieden werden. Dadurch, dass keine bzw. weniger Papierakten in Archiven aufbewahrt werden müssen, lassen sich Archivkosten einsparen, die bei den bestehenden überdimensionalen Archivräumen erheblich sind. Bei Notfällen sind wichtige Patientendaten, wie Blutgruppe, Allergien, Verträglichkeit von Medikamenten usw., direkt vom Notarzt einsehbar. Unverträgliche Medikamente lassen sich schneller erkennen. Der Datenschutz wird durch die Kontrolle, die der Patient über seine Daten hat, gestärkt. Für die Leistungserbringer werden Prozessabläufe transparenter und lassen sich rationaler gestalten. Da Ablauffehler eliminiert werden, kann der gesamte Behandlungsablauf noch effizienter gestaltet werden. Damit lassen sich Kosten aus Doppeluntersuchungen und Fehlversorgungen reduzieren. Durch die einheitliche EPA wird die Kommunikation zwischen den Leistungserbringern schneller und einfacher gestaltet. Die Erbringer können sich pragmatisch, semantisch und syntaktisch leichter verstehen und damit weniger Fehler in der Kommunikation machen. Dadurch lassen sich Behandlungsfehler vermeiden, die Behandlung kann direkt erfolgen und es müssen weniger Rückfragen gestellt werden. Die EPA wird dafür sorgen, dass sich neue Kooperationen bilden oder bestehende Vernetzungen noch besser miteinander harmonieren.[199]

### 3.2.2.2 Technische Ausgestaltung und Speicherungsstandort

Bei der Ausgestaltung einer EPA muss auf Multimedialität geachtet werden, da eine EPA alle medizinischen und pflegerischen Dokumente zusammenfasst. Das heißt, dass die einzelnen Dokumente unterschiedliche Datentypen wie Zahlen, Texte, Filme und Bilder aus unterschiedlichsten Systemen enthal-

---

[199] Vgl. Dietzel, G. T. W., Winter, St. F. (2002), S. 18-19, Thielscher, C., Schroeders, N. v. (2002), S. 55-56.

ten.[200] Die Eingabe der relevanten Daten in die EPA kann manuell und automatisch erfolgen. Automatisch wird die Datenübertragung von Subsystemen in die EPA ermöglicht. Als relevante Daten zählen die, die zuvor von den Anwendern festgelegt wurden.[201] In Abbildung 10 wird dieses exemplarisch dargestellt.

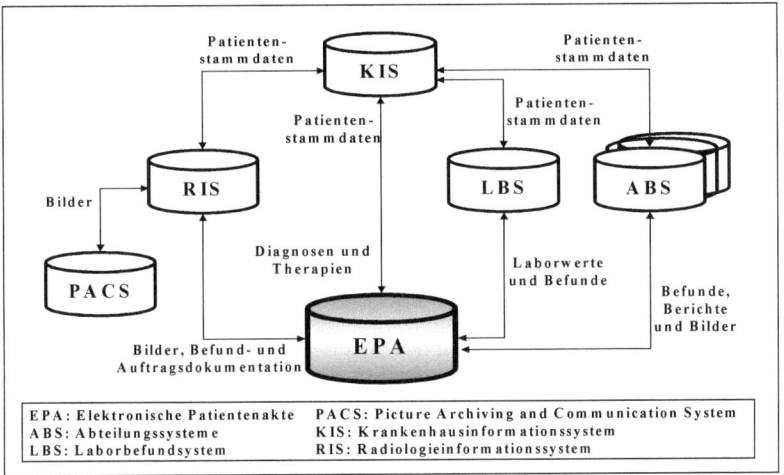

Abbildung 10:    Die elektronische Patientenakte eines Krankenhauses[202]

Bei einem institutionsübergreifenden Einsatz der EPA stellt sich die Frage nach dem Ort und der Art der Datenhaltung. Bei der Art der Datenhaltung wäre die zentrale oder die dezentrale Speicherung auf Computern bzw. Servern denkbar. Eine weitere Möglichkeit wäre, als Speichermedium eine Gesundheitskarte zu verwenden, wie sie spätestens bis 2006 eingeführt sein soll (s. Kapitel 3.2.1 und 6.4). Die Bereitstellung von Speicherplatz könnte auf einem Server der Leistungserbringer (Krankenhaus oder niedergelassener Arzt) selbst erfolgen, da schon nach der jetzt geltenden Rechtslage eine Dokumentation von Patientendaten stattfinden muss. Schließlich könnte auch an die Kassenärztlichen Vereinigungen (KV) oder an die Kostenträger als Datenhal-

200    Vgl. Adelhard, K., Hölzel, D., Überla, K. (2003).
201    Vgl. Thielscher, C., Schroeders, N. v. (2002), S. 55.
202    Quelle: Eigene Darstellung in Anlehnung an Semler, S. C., Wünnemann, J. (2001), S. 274.

40

ter zu denken sein. Eine weitere Möglichkeit wäre, dass Drittanbieter, wie Provider oder Softwareanbieter, die Dienstleistung übernehmen.

Grundsätzlich sind folgende Server-Szenarien denkbar: Die **zentrale webba-sierte EPA, die der Patient** bei einem Drittanbieter anmietet. Dieser stellt im Internet die EPA inklusive Speicherplatz zur Verfügung. Der Patient füllt dann per Datenfernübertragung die Akte selbst aus. Durch Verteilung von Zugriffsrechten können Ärzte oder andere Leistungsanbieter direkt oder über die Arztpraxissoftware über das Internet zugreifen und die Akte modifizie-ren.[203] Diesem Szenario werden nicht viele Chancen eingeräumt, da Daten-schutzgründe dagegen sprechen.[204]

Eine weitere Lösung ist die **zentral webbasierte EPA von einem oder von mehreren Akteuren.** Dafür mietet der Akteur oder die Akteure bei einem Provider einen Datenbankserver, um dort die Patientendaten hinterlegen zu können. Der Zugriff erfolgt über den Browser. Möglich ist dabei, dass die Da-ten zuvor in das eigene lokale IT-System eingegeben werden und dann an die zentrale EPA per Fernübertragung übertragen werden. Zugriffsrechte für an-dere Akteure werden verteilt, so dass diese Einsicht in die EPA haben und diese modifizieren können. Hier liegt die Verwaltung der EPA nicht beim Pa-tienten.[205]

Als drittes Szenario kommt die **zentrale EPA** von einem Leistungserbringer in Betracht. Dieser sammelt alle Daten und Dokumente und stellt diese ande-ren Leistungserbringern zur Verfügung. Durch Datenfernübertragung können diese entsprechend ihrer Aufgaben im Behandlungsprozess auf die Daten und Dokumente zugreifen und neue hinzufügen.[206]

---

[203] Eine Beispielakte findet man beim Pilotprojekt „akteonline.de" der Uni-Klinik Münster unter http://akteonline.uni-muenster.de/beispiel/, [21.09.03], vgl. Prokosch, H.-U., Ückert, F., A-taian, M. u. a. (2002), Ückert, F., Görz, M., Ataian, M. u. a. (2002).
[204] Vgl. Thielscher, C., Schroeders, N. v. (2002), S. 65.
[205] Vgl. i-motion.de (2003).
[206] Vgl. Semler, S. C., Wünnemann, J. (2001), S. 278 und S. 280.

Ein weiteres Szenario ist die **dezentrale EPA**. Die lokalen Systeme der Leistungserbringer halten selbst ihre Patientenakte vor. Die zentrale EPA entsteht bei Konsultation des Arztes. Dieser öffnet auf seinem System die lokale Patientenakte. Dazu werden die Daten und Dokumente aus den anderen Systemen geladen. Das Zusammenführen zu einer einheitlichen Akte kann durch Verknüpfungen erfolgen oder durch Updates. Bei der ersten Lösung bleiben die Daten und Dokumente weiterhin nur auf den lokalen Systemen gespeichert, so dass jeder Arzt auf seinem Speicherplatz nur die von ihm eingegebenen Daten vorfindet. Die EPA wird somit nur durch Vernetzung der einzelnen Rechner virtuell zusammengeführt. Sollte der Arzt Änderungen zum Beispiel am Gewicht oder anderen dynamischen Daten vornehmen, die er zuvor nicht selbst eingegeben hat, müssen dafür entsprechende Regeln getroffen werden. Beim Update wird die lokale Patientenakte automatisch oder manuell durch die physisch verteilten Daten aktualisiert.[207]

Alle Server-Szenarien sollen in einem technischen Datenschutzkonzept umgesetzt werden, das die Einhaltung der Patientenrechte gewährleistet. Dazu sollen jeweils der Arzt und der Patient eine Chipkarte besitzen, die mit Authentifizierungs- und Verschlüsselungsfunktion ausgestattet sind.[208] Somit muss eine (Gesundheits-) Karte auch in den Modellen eingesetzt werden, in denen die Datenspeicherung auf einem Computer erfolgt. Dadurch erhält der Patient erstmals das Recht, über seine Daten selbst zu bestimmen.[209] Durch Zugriffsregeln gibt er an, welcher Leistungserbringer wann welche Daten einsehen darf und was gespeichert werden soll. Insgesamt muss bei den Lösungen der Datenschutz sehr streng gehandhabt werden, da es sich um patientenbezogene Daten handelt.[210] Die jeweiligen Regeln zu diesem sensiblen Bereich müssen in einem IT-Gesamtkonzept, siehe hierzu Kapitel 3.4, eingehalten werden.

---

[207]    Vgl. Semler, S. C., Wünnemann, J. (2001), S. 278-283.
[208]    Vgl. Bundesbeauftragter für den Datenschutz (2003), S. 148.
[209]    Vgl. Noelle, G., Eissing, U. (2002), S. 174.
[210]    Vgl. Thielscher, C., Schroeders, N. v. (2002), S. 55.

Die einzelnen Modelle lassen sich anhand des vorhandenen Speicherplatzes differenzieren. Bei der Gesundheitskarte ist zur Zeit der geringste Speicherplatz vorhanden, da der Kartenspeicher eine geringe Kapazität besitzt. Auf einem Speicherchip lassen sich somit Datentypen ablegen, die von der Datengröße klein ausfallen. Damit wären Bilder, Video- oder Audiofiles nur begrenzt speicherfähig.[211] Die Gesundheitskarte kann deshalb nicht als alleinige Patientenakte dienen. Es müssen weitere elektronische oder konventionelle Akten angelegt werden. Bei Drittanbietern oder direkt bei den Einrichtungen werden die Daten, wie oben angesprochen, auf einem oder mehreren Computern bzw. Servern gespeichert. Die Kapazität stellt hier auch für umfangreiche Datengrößen kein Problem dar. Durch die Speicherkapazität wird indirekt der Umfang der EPA bestimmt.

### 3.2.2.3 Erfahrungen aus der Praxis

In Kapitel 3.2.2.1 wurde schon erwähnt, dass die EPA gegenüber der Papierakte einen Mehrwert erbringen soll. In Nottingham wurde eine Studie[212] durchgeführt, die bei 53 Hausärzten die Krankenakten untersuchte. Von den 53 Hausärzten besaßen 25 eine EPA und 28 eine Papierakte. Ausgewählt wurden Akten, deren Verwendung mindestens 6 Wochen zurücklag. Bei jedem Arzt entnahm man 10 Akten.

Es stellte sich heraus, dass die EPA informativer und vor allem leserlicher war. Von den untersuchten EPA waren 89 % verständlich und es wurde zu 48,2 % eine Diagnose sowie die Medikamentendosis zu 86,6 % mit angegeben. Bei der handschriftlichen Aufzeichnung waren 69 % nur verständlich und die Dosis der Medikamente zu 66,2 %. Die Diagnosen wurden nur zu 34 % mit aufgezeichnet. Fazit der Studie ist: Eine bessere Übersicht über den Patienten liefert, wie häufig von Ärzten bezweifelt, die EPA. Mit ihrer Hilfe ist eine vollständigere und strukturiertere Dokumentation möglich.

---

[211] Vgl. Noelle, G., Eissing, U. (2002), S. 173.
[212] Vgl. Hippisley-Cox, J., Pringle, M., Cater, R. u. a. (2003).

Der Aufbau einer EPA, auf die mehrere Akteure Zugriff erhalten sollen, bedarf Investitionskapital und ist nur effizient, wenn sich genug Benutzer dafür entscheiden. Ansonsten könnte es schwierig sein, das eingesetzte Kapital zu amortisieren. In einer repräsentativen Umfrage von deutschen Krankenhäusern erwarten 61 % eine Reduzierung der Kosten von bis zu 25 % pro Patientenfall. 6 % erwarten bis zu 50 % Kosteneinsparungen pro Patientenfall. Die restlichen 33 % erwarten eine Kostensteigerung.[213] Es wurde durch Pilotprojekte gezeigt, dass mit einer EPA, die nur im Krankenhaus implementiert ist, die gesamten Kosten um 10-15 % gesenkt werden konnten. Zusätzlich war es möglich, die Verweildauer der Patienten um 20 % zu reduzieren.[214]

Eine im April 2002 durchgeführte Marktanalyse bei deutschen Krankenhäusern zeigt, dass erst 2 % der Krankenhäuser in Deutschland eine EPA implementiert haben, in der die Unterstützungsmodule Arztbriefschreibung, Anamnese und Verlauf, Medikation, Vitalwerte, therapeutische Dokumentation, Pflegedokumentation, Befunde, Fieberkurve und Unterstützung von Spezialarbeitsplätzen wie OP integriert sind. 23 % der Krankenhäuser planen, in den nächsten Jahren eine EPA einzuführen, wobei die größte Anzahl der Befragten dies in einem Zeitraum anstrebt, der über das Jahr 2006 hinausgeht.[215]

### 3.2.3 Elektronischer Arztbrief

#### 3.2.3.1 Beschreibung und Nutzen

Der elektronische Arztbrief dient wie der konventionelle Arztbrief der Kommunikation zwischen den ärztlichen Leistungserbringern und soll Kontinuität in der Behandlung ermöglichen. Die Probleme des konventionellen Arztbriefes, der hohe Zeitaufwand in der Erstellung und die lange Zeitdauer in der Übermittlung (s. Kapitel 2.3.1.2), sollen mit Hilfe des elektronischen Arztbriefes eliminiert werden. Beim „echten" elektronischen Arztbrief werden alle Patientendaten aus einem Datenpool in ein digitales Dokument geschrieben

---

213   Vgl. Köhl, Ch. (2003), S. 372.
214   Vgl. Thielscher, C., Schroeders, N. v. (2002), S. 62.
215   Vgl. Stadler, J. (2003), S. 18.

und dann elektronisch verschickt. Ziel ist somit ein medienbruchfreier Ablauf zwischen der Erstellung und dem Empfang beim weiterbehandelnden Arzt. Die Abbildung 11 zeigt modellhaft für ein Krankenhaus die Arztbriefschreibung.

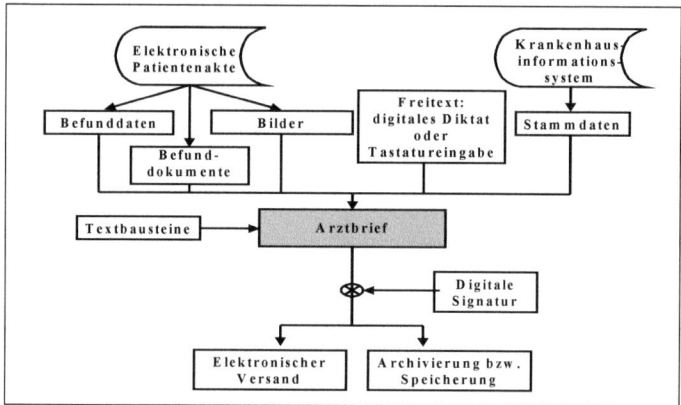

Abbildung 11:    Arztbriefschreibung[216]

Für diese Arztbriefschreibung werden die ausgewählten Daten (Absenderstammdaten, Patientenstammdaten, Befunde, Diagnosen samt ICD-Codes, Bilder usw.) direkt aus einem Datenpool abgerufen, um sie anschließend automatisch in eine Arztbriefvorlage zu schreiben. Der bearbeitende Arzt kann den entstandenen Arztbrief weiterbearbeiten und eine abschließende Fassung aufsetzen. Diese wird digital signiert und über eine Datenleitung verschlüsselt versendet.[217]

Das Arztbriefsystem besteht wie dargestellt, aus drei Teilen, einem Textverarbeitungssystem mit Textbausteinen, einem Tool, das die Daten in die Lücken der Textbausteine einfügt, und einer Anbindung an den Datenpool. Der Datenpool enthält unterschiedliche Daten aus unterschiedlichen Systemen, wie dem Krankenhausinformationssystem (KIS) (Absenderstammdaten, ICD-Codes), der EPA und dem RIS. Die Weiterverarbeitung kann durch Tastatur-

---

[216]    Quelle: Eigene Darstellung in Anlehnung an Semler, S. C. (2001), S. 10.
[217]    Vgl. Semler, S. C. (2001), S. 10.

eingabe oder mit Hilfe eines digitalen Diktiergeräts erfolgen. Letzteres integriert die Aufzeichnung per Spracherkennungstechnologie direkt in den Arztbrief.[218]

Durch den elektronischen Arztbrief lässt sich die Durchlaufzeit eines Arztbriefes erheblich senken. Korrekturen fallen gering aus, da der Arztbrief direkt aus den vorhandenen Daten der EPA generiert wird. Durch die einfache Erstellung bleiben Arztbriefe nicht mehr liegen und der weiterbehandelnde Arzt ist somit frühzeitig informiert. Er kann sich besser auf seinen Patienten vorbereiten. Damit wird der gesamte Behandlungsablauf verbessert. Doppel- und Fehluntersuchungen werden ebenfalls vermieden. Beide beteiligten Ärzte sparen Zeit, die für eine bessere Patientenbetreuung verwendet werden kann. Die Arztbriefe erhalten eine einheitliche Struktur, was den Wiedererkennungswert beim weiterbehandelnden Kollegen steigern und damit die Bindung des Einweisers an ein Krankenhaus erhöhen kann.[219]

Teilweise spricht man auch von einem elektronischen Arztbrief, wenn nur die Erstellung oder die Versendung digital erfolgt. Bei diesen Arztbriefschreibungen findet innerhalb des Prozesses ein Medienbruch statt. Dieser Medienbruch ist eine potenzielle Fehlerquelle.[220] Somit ist dieser Arztbrief ineffektiver und ineffizienter als der „echte".

### 3.2.3.2 Transport des elektronischen Arztbriefes

Für den Transport des Arztbriefes lassen sich unterschiedliche Lösungen finden, die grundsätzlich bei einem Datenaustausch benutzt werden können. Man unterscheidet hierbei zwischen einer gerichteten und einer ungerichteten Kommunikation. Bei der **gerichteten Kommunikation** ist der Empfänger vor dem Versenden bekannt. Der elektronische Arztbrief wird ihm direkt zugestellt (grundsätzliches E-Mail-Prinzip). Bei einer Versendung an eine adressierbare Institution (Krankenhaus, Gemeinschaftspraxis usw.) übernimmt ein

---

[218]    Vgl. Semler, S. C. (2001), Trill, R. (Hrsg.) (2002), S. 52.
[219]    Vgl. Richter-Reichhelm, M. (2001), S. 621.
[220]    Vgl. Richter-Reichhelm, M. (2001), S. 621.

Verteiler, wem diese Nachricht in der Institution zuzuordnen ist, und verteilt weiter. Die Verteilung sollte automatisch funktionieren. Bei der **ungerichteten Kommunikation** ist der Empfänger noch unbekannt, nur die Eigenschaften und die Funktionen bzw. die Zugriffsrechte sind zuvor festgelegt. Der Arztbrief wird zunächst an einen Server gesendet, von dem der Empfänger die Datei abholt. Mit der freien Arztwahl, wie sie in Deutschland möglich ist, sind die adressierte und auch die gerichtete Kommunikation nicht vereinbar. Die ungerichtete Kommunikation ist hingegen damit kompatibel. Für die oben genannten Kommunikationsarten gibt es auf dem IT-Markt Lösungsmöglichkeiten.[221]

Für den Arztbrief kann als Transportmedium eine Gesundheitskarte oder das Rechnernetzwerk eingesetzt werden. Bei der **Kartenlösung** wird der Arztbrief auf der Karte gespeichert. Der nachbehandelnde Arzt liest diese Daten auf seinem System aus. Hier ist eine ungerichtete Kommunikation ohne Probleme möglich. Eine Gesundheitskarte kann aber unter Umständen nicht genug Speicherkapazität zu Verfügung stellen, um alle Daten abzuspeichern. Insbesondere erscheint hier die Übermittlung von Bilddokumenten schwierig. Dieses Problem kann mit einer zentralen EPA gelöst werden, da der weiterbehandelnde Arzt hier direkt auf die Bilder zugreifen kann. Ein anderes Transportmedium ist das **Rechnernetzwerk**. Hier wird über Datenleitungen und Netze die Versendung betrieben. Beide oben angesprochenen Kommunikationsarten sind technisch möglich. Bei der gerichteten Kommunikation werden die Daten direkt vom Versender zum Empfänger über Punkt zu Punkt Verbindung übertragen, während bei der ungerichteten Kommunikation eine Zwischenspeicherung der Daten auf einem Server erfolgt.[222]

---

[221] Vgl. Goetz, Ch. F.-J. (2001a), S. 653, Kassenärztliche Bundesvereinigung (2003a), S. 34.
[222] Vgl. Kassenärztliche Bundesvereinigung (2003a), S. 36.

### 3.2.3.3 Kosten-Nutzen-Analyse

Obwohl in einer isolierten Kosten-Nutzen-Analyse dieses Bereichs im Rahmen des Aktionsforums „Telematik im Gesundheitswesen" die Kosten nicht quantifiziert wurden, lässt sich dennoch festhalten, dass Investitionskosten für entsprechende Hard- und Software anfallen würden. Als laufende Betriebskosten sind anzurechnen Updates und Providerdienste. Die Höhe wird je nach Wahl der Anbieter ausfallen und davon abhängen, welche Systeme schon vorhanden sind. Der Nutzen teilt sich auf in Einsparungen von Portokosten (Berechnungsgrundlage: 1998) in Höhe von 39,1 Millionen Euro[223] und Prozesseinsparkosten. Diese resultieren aus Zeiteinsparungen beim Erstellen (strukturierte Erstellung und einfachere Versendung) und bei der Weiterverarbeitung (schnellere Informationsfindung) des elektronischen Arztbriefes. Als Zeitersparnis wurden fünf Minuten pro Arztbrief jeweils bei Absender bzw. Empfänger angesetzt, so dass 163,1 Millionen Euro eingespart werden können. Einsparungen aus Vermeidung von Doppeluntersuchungen wurden nicht berücksichtigt. Als Einsparung erhält man insgesamt eine Summe von 365,3 Millionen Euro. Die Daten beruhen jedoch nicht auf empirischen Informationen. Deshalb können die Einsparungen stark schwanken und sollten in einem Modellprojekt bestätigt werden. Weiter zu beachten ist, dass aus einer anderen Perspektive der Kosten-Nutzen-Analyse weitere Zahlen hinzugerechnet werden müssen. Es zeigt sich in dieser Überlegung schon, dass ein hohes Nutzenpotenzial besteht.[224]

## 3.2.4 Elektronisches Rezept

### 3.2.4.1 Beschreibung und Nutzen

Das elektronische Rezept als Sonderform des elektronischen Arztbriefes dient wie das konventionelle Papierrezept (s. Kapitel 2.3.1.2) als Träger einer Verordnung des Arztes an den Apotheker. Die Verordnung des Arztes wird dabei

---

[223]    Die Beträge aus der Kosten-Nutzen-Analyse wurden in Euro umgerechnet. Dabei wurde kaufmännisch auf- und abgerundet.

[224]    Vgl. Gesellschaft für Versicherungswissenschaft und -gestaltung e. V. (2001), S. 37-40.

digital auf einem Medium abgespeichert. Der Apotheker liest die Daten aus und verarbeitet sie in seinem System. So entsteht ein elektronischer Daten-kreislauf von der Erstellung bis zur elektronischen Abrechnung. Damit kann ein papierloser Prozessablauf ermöglicht werden. Durch die elektronische Form lassen sich alle Rezepte, die für einen Patienten ausgestellt wurden, ab-speichern, analysieren und kontrollieren. Mit dieser Arzneimitteldokumenta-tion kann eine bessere Reaktion auf Wechselwirkungen und individuelle Un-verträglichkeiten erreicht werden, womit das elektronische Rezept gegenüber dem Rezept in Papierform einen absoluten Mehrwert schafft. Zusätzlich kann der Apotheker den Datensatz automatisch in seinem Bestell- und Abrech-nungssystem weiter verarbeiten. Damit können die Prozesse beim Apotheker verbessert werden.[225]

Als Datentransportmittel kann, wie beim elektronischen Arztbrief, ein Karten- oder ein Server-Modell mit dezentraler oder zentraler Zwischenspeicherung benutzt werden (s. Kapitel 3.2.3.2). Nach dem Bundesbeauftragten für Daten-schutz bestehen bei beiden Möglichkeiten des Datentransportes keine daten-schutzrechtlichen Probleme bei Einhaltung von bestimmten Maßnahmen zum Datenschutz.[226]

## 3.2.4.2 Kosten-Nutzen-Analyse

Das elektronische Rezept wird als flächendeckender Einstieg in den Bereich der Telemedizin gesehen, denn es wären schon vier Akteure (Patient, nieder-gelassener Arzt, Apotheker und Krankenkasse) gleichzeitig an einem elektro-nischen Datenaustausch beteiligt. Mit der Einführung würde der Anfang einer Netzinfrastruktur inklusive Datenschutz geschaffen. Durch eine Umstellung der ca. 600 Millionen konventionellen Rezepte mit einem Wert von ca. 20 Milliarden Euro auf elektronische Rezepte erwartet man ein hohes Einsparpo-tenzial. Im Vergleich zu anderen IT-Instrumenten räumt man dem elektroni-schen Rezept eine höhere Akzeptanz bei den Patienten ein, da die Komplexi-

---

[225]   Vgl. Debold & Lux (2001), S. 32-34, Bundesvereinigung Deutscher Apothekerverbände (1999), S. 166.

[226]   Vgl. Bundesbeauftragter für den Datenschutz (2003), S. 147.

tät nicht direkt erkennbar wird und bei einer reinen Transportfunktion nicht so viele sensible Patientendaten betroffen sind.[227] In der verabschiedeten Gesundheitsreform wird das elektronische Rezept in Verbindung mit einer Gesundheitskarte eingeführt (s. Kapitel 6.4).

In einer Kosten-Nutzen-Analyse aus dem Jahr 2001 von Debold & Lux[228] wurden neun unterschiedliche Szenarien für den Einsatz des elektronischen Rezeptes und einer neuen Gesundheitskarte untersucht, wobei zwei Szenarien die Kombination von Gesundheitskarte und elektronischem Rezept enthielten. Die Szenarien unterschieden sich bei dem Datentransport. Da die Bundesregierung andenkt, beide Instrumente umzusetzen, soll nur auf diese Kombinationen eingegangen werden. Ein Szenario benutzt den Servertransport und das andere den Chipkartentransport.

Für **Investitionen** in die Kommunikationsinfrastruktur wurden in der Analyse bei einem Servertransport Kosten von 558 Millionen Euro[229] plus jährliche Betriebskosten von 77 Millionen Euro errechnet. Beim Chipkartentransport wurden 569 Millionen Euro für die Investitionen und Betriebskosten von 61 Millionen Euro ermittelt.

**Einsparungen** ergeben sich aus der Reduzierung der Kosten der administrativen Prozessabwicklung (171 Mio. Euro), welche u. a. aus der Ablösung des Papierdokuments und der alten Versichertenkarte bestehen, der optimierten Arzneimitteldokumentation (128 Mio. Euro) und der besseren Abwicklung der Zuzahlungen der Patienten zu den Medikamenten (153 Mio. Euro). Die restlichen Einsparungen von 171 Millionen Euro werden durch die optimierte administrative Prozessabwicklung erreicht.

Im Falle des Servertransports erreicht man einen jährlichen Gewinn nach dem **Break-Even-Punkt** von 375 Millionen Euro. Beim Chipkartentransport ist

---

[227]   Vgl. Bundesbeauftragter für den Datenschutz (2003), S. 146, Roland Berger (1997), S. 16-17.
[228]   Vgl. Debold & Lux (2001), S. 67-75.
[229]   Die Beträge aus der Kosten-Nutzen-Analyse wurden in Euro umgerechnet. Dabei wurde kaufmännisch auf- und abgerundet.

ein jährlicher Gewinn nach dem Break-Even-Punkt von 391 Millionen Euro möglich. Der Break-Even-Punkt wird bei beiden Szenarien je nach Anrechnungszeitpunkt der Einsparungen nach zwischen 12 und 18 Monaten erreicht.

Die anderen Szenarien fallen teilweise viel schlechter aus. Dies liegt zum größten Teil an den Synergien aus der gemeinsam genutzten Infrastruktur, welche die beiden Kombinationslösungen im Bereich der Investitionen und der laufenden Kosten haben. Abbildung 12 bietet eine Gegenüberstellung der wichtigsten Ergebnisse beider Szenarien.

|  | Servertransport (Mio. €) | Chipkartentransport (Mio. €) |
|---|---|---|
| Investitionen | 558 | 569 |
| Jährliche Betriebskosten | 77 | 61 |
| Jährliche Einsparungen | 452 | 452 |
| Jährlicher Gewinn nach Break-Even-Punkt | 375 | 391 |
| Anzahl Monate bis zum Break-Even-Punkt | 12-18 | 12-18 |

Abbildung 12:  Datentransfer für Gesundheitskarte und elektronisches Rezept via Server bzw. Chipkarte[230]

Die Ersparnisse gehen zu einem großen Teil auf den Einsatz des elektronischen Rezeptes zurück, wobei die Rezeptzahl von Jahr zu Jahr schwanken kann und damit ein besseres oder schlechteres Ergebnis eintreten kann. Bei der Kosten-Nutzen-Analyse ist weiter zu beachten, dass einige Faktoren nicht berücksichtigt wurden. Somit können Nutzenpotenziale geringer ausfallen. Zum Beispiel kann der Patient aus Datenschutzgründen die von ihm genutzten Arzneimittel freiwillig dokumentieren lassen. Ob sich in diesem Bereich die errechneten Einsparungen realisieren lassen, ist also noch fraglich. Außerdem können die geschätzten Investitionskosten höher ausfallen, so dass sich der Break-Even-Punkt verschieben und das Ergebnis verschlechtern würde. Zu einer Verbesserung des Ergebnisses könnte es hingegen kommen, wenn die in der Analyse nicht berücksichtigten Kosten der Lohnfortzahlungen in das Er-

---

[230]   Quelle: Eigene Darstellung.

gebnis miteinbezogen würden, da in diesem Bereich von Einsparungen auszugehen ist.

Die Aussage der Analyse, dass eine Modernisierung über längere Zeit einen
volkswirtschaftlichen Nutzen bringen wird, kann aufrechterhalten werden.
Das ist selbst dann der Fall, wenn von einem schlechteren Ergebnis ausge-
gangen wird. Der Nutzen würde sich auf die einzelnen Akteure verteilen. Hier
stellt sich die Frage, auf wen Kosten zukommen und wer den Nutzen einer
Modernisierung hat. Die Studie hat die Ersparnisse und die Kosten bei dem
Szenario Servertransport den entsprechenden Akteuren zugerechnet. Die
Krankenkassen würden am stärksten von den Ersparnissen profitieren. Die
Arztpraxen hätten die höchsten Kosten, aber wiederum die geringsten Ersparnisse. Aufgrund dieser ungleichen Verteilung kann mit erheblichem Diskussi-
onsbedarf gerechnet werden.[231]

## 3.2.5 Bilddokumentation und Archivierung im Behandlungs-prozess

### 3.2.5.1 Entwicklung und Nutzen der Digitalisierung in der Radiologie

Die digitale Radiologie innerhalb eines Krankenhauses muss den Schnittstellenproblemen wegen der unterschiedlichen Abteilungen und deren Systemen
viel Aufmerksamkeit schenken. Nahezu jedes Krankenhaus besitzt eine radio-
logische Abteilung und jeder dritte Arzt nutzt während des Behandlungsprozesses einen radiologischen Befund.[232] Allein dadurch entsteht eine große
Anzahl von Bildern. Diese müssen befundet und archiviert werden. Zum Beispiel hat die Berufsgenossenschaftliche Klinik in Halle eine digitale Bildda-
tenmenge von ca. 1,5 Terabyte pro Jahr. Das sind ca. 100.000 Aufnahmen bei
40.000 radiologischen Untersuchungen.[233]

---

[231]    Vgl. Debold & Lux (2001), S. 75-76.
[232]    Vgl. Hludov, S., Vorwerk, L., Meinel, C. (1999), S. 250.
[233]    Vgl. Klinik für Bildgebende Diagnostik und Interventionsradiologie (2003).

In der Entwicklung von Bildformaten sowie deren Übertragung und Darstellung auf Bildschirmen ist die Radiologie Pionier gewesen.[234] Deshalb ist die Radiologie „durch zunehmende Digitalisierung"[235] ausgezeichnet. Damit die unterschiedlichen Abteilungen eines Krankenhauses und deren Systeme miteinander kommunizieren können, hat man sich auf Standards geeinigt. Es existiert ein weltweiter spezieller Standard, um Bilder und Daten auszutauschen. Die Abkürzung für diesen Standard lautet „DICOM" und steht für Digital Imaging and Communications in Medicine. DICOM wird sowohl im ambulanten als auch im stationären Bereich eingesetzt. Die zunehmende Digitalisierung führt zu einer weiten Verbreitung von PACS (Picture Archiving and Communication System). Durch die digitale Radiologie lassen sich Einsparungen erzielen bei den Betriebsmitteln (Filmmaterial), bei den Personalkosten durch Verbesserung der Prozesse und bei den Raumkosten für Archivmaterial. Die Patienten profitieren insbesondere von einer besseren Versorgungsqualität durch kürzere Liege- und Durchlaufzeiten und einer besseren Möglichkeit, die Aufnahmen zu befunden.[236]

### 3.2.5.2 Digital Imaging and Communications in Medicine

Aufgrund nicht kompatibler Datenformate war vor der Einführung des DICOM-Standards ein elektronischer Bilddatenaustausch kaum möglich. Deshalb haben sich unterschiedliche Hersteller zusammengetan und entwickelten das DICOM-Format. Dieses kann dazu verwendet werden, in Netzwerken medizinische Bildinformationen und deren Daten auszutauschen, zu beurteilen, digital weiter zu bearbeiten oder zu speichern. Damit erfüllt DICOM Funktionalitäten diverser bildbezogener Geräte und Systeme. DICOM war zuvor auf die Anwendung der Radiologieabteilungen begrenzt. Heute werden fast alle medizinischen Bereiche abgedeckt. Eine Kompatibilität der Systeme kann aber durch DICOM nicht geschaffen werden. Dafür müssten die Systeme identische Voraussetzungen und Funktionalitäten haben. Die praktische

---

[234]    Vgl. Lopez, L. Schwarzmann, P., Binder, B. (2002), S. 240.
[235]    Trill, R. (Hrsg.) (2002), S. 51.
[236]    Vgl. Kaden, I. (2002), Kempe, L. (1995), Peissl, W., Tellioglu, H., Wild, C. (1997), S.K/V-K/VI.

Umsetzung der entwickelten DICOM-Standards in die Systeme erfolgt manchmal nur sehr zögerlich.[237]

### 3.2.5.3 Picture Archiving and Communication System

In den Abteilungen werden Radiologieinformationssysteme (RIS), die die Arbeitsplanung oder Befunderstellung übernehmen, eingesetzt. Zur Archivierung dient das Instrument PACS. Die Hauptaufgabe dieses Systems liegt in der Archivierung von Filmen und Bildern. Das PACS soll außerdem anderen Systemen die benötigten Bilder zur Verfügung stellen. Damit stehen Bilder unabhängig von dem Ort, an dem, und der Zeit, zu der sie benötigt werden, zur Verfügung. Das PACS bietet somit Zeitersparnis für den Behandlungsprozess. Der Arzt kann über ein Zentralarchiv unabhängig vom Standort direkt zugreifen und ebenso alte Bilder schnell wiederfinden.[238]

Der Markt von PACS wächst aller Voraussicht nach in den nächsten Jahren. Eine positive Entwicklung wird unterstützt durch rückläufige Hardware-Kosten und die durch den Einsatz sich bietenden möglichen Einsparungspotenziale im Vergleich zur herkömmlichen Technologie. Das Wachstum wird gebremst durch mangelnde Investitionsbereitschaft und durch lange Entscheidungsprozesse.[239]

### 3.2.5.4 Erfahrungen aus der Praxis

Die Klinik für bildgebende Diagnostik und Interventionsradiologie der Berufsgenossenschaftlichen Klinik in Halle mit insgesamt 452 Betten führte in zwei Schritten ein RIS und ein PACS ein. Die Implementierung von RIS und PACS mit Monitorbefundung und digitaler Bildverteilung sollte zu einer deutlichen Effektivitätssteigerung des Gesamtworkflows einer radiologischen Abteilung führen. Vor der Implementierung wurde der Gesamtworkflow analysiert. In einer ersten Stufe wurde das RIS eingeführt. Das papierlose Arbeiten an dem bildgebenden Gerät (Modalität) und die RIS-basierte Leistungser-

---

[237]  Vgl. Zentrum für Telematik im Gesundheitswesen (2003a).
[238]  Vgl. Lassmann, M., Reiners, C. (2002), Kempe, L. (1995), Trill R. (2000), S. 326.
[239]  Vgl. Eb (2002), Trill R. (2000), S. 326.

fassung führten zu einer Einsparung von Zeit bei den administrativen Tätig-
keiten. Vor der Einführung fiel pro Untersuchung ein administrativer Aufwand von 52 Minuten an (Mittelwert aller Untersuchungen pro Jahr). Nun
sind es acht Minuten weniger. Von dieser Einsparung profitierte insbesondere
die Verwaltung. In einer zweiten Stufe wurde das PACS implementiert. Dies
führte zu einer zeitlichen Einsparung von weiteren 32 Minuten. Beide Systeme zusammen konnten somit eine Einsparung von insgesamt ca. 40 Minuten
erreichen. Die administrativen Prozesskosten sind um 70 % auf zwölf Euro
gesunken.[240]

Nach der Implementierung belaufen sich die jährlichen Betriebskosten nur
noch auf die Hälfte. Insbesondere werden Ersparnisse bei Betriebsmitteln wie
Film und Entwicklungschemie erzielt. Die jährlichen Kosten für die Administration des RIS belaufen sich auf ca. 30.000 Euro und beim PACS auf ca.
140.000 Euro. Die einmaligen Kosten des RIS lagen bei 300.000 Euro für
Erstinvestition, Schulungen und Administration. Das PACS kostete 2 Millionen Euro, inklusive 100.000 Euro für das Netzwerk. Die Amortisationszeit
wird auf ca. 4,5 Jahre geschätzt und Gewinne werden in neue Innovationen
des Systems investiert. Insgesamt hat die Einführung des RIS und PACS zu
einem effektiveren und effizienteren Workflow geführt.[241]

Andere Krankenhäuser, wie das in Kapitel 4.2.8 erwähnte Krankenhaus Donauspital aus Österreich, besitzen ebenfalls die digitale Radiologie und be-
richten von Verbesserungen im Prozess. Dort ist „die Zugriffszeit auf radiolo-
gisches Archivmaterial ... um das zwei- bis dreifache gesunken"[242] und die
Verweildauer des Patienten im Krankenhaus wurde um zwei Tage reduziert.

Es zeigt sich, dass eine Reorganisation des Gesamtworkflows und ein PACS
mit RIS enorme Nutzenpotenziale beinhalten, die sich für das Krankenhaus in
Kosteneinsparungen realisieren und für die Patienten eine qualitativ bessere
Versorgung bedeuten.

---

[240] Vgl. Kaden, I. (2002), Schwarzer, J., Kaden, I. (2002), S. 12.
[241] Vgl. Kaden, I. (2002), Schwarzer, J., Kaden, I. (2002), S. 12.
[242] Spielberg, P. (2001).

## 3.2.6 Werkzeug für die Erstellung und Abbildung von Behandlungspfaden

Die Probleme der Implementierung und Anwendung von Behandlungspfaden (s. Kapitel 2.3.2.2) sollen gelöst werden mit Hilfe von IT-Instrumenten. Ziel sollte es sein, Behandlungspfade zu schaffen, auf die man schnell zugreifen kann, die einfach strukturiert und übersichtlich sind, aber dennoch ausreichend Zusatzinformationen enthalten.

Die Implementierung, Erstellung und Abbildung von Behandlungspfaden muss mit einem IT-Tool, zum Beispiel „MindMap", erfolgen, das es ermöglicht, dass die Behandlungsprozesse geplant, visualisiert und dokumentiert werden. Für einzelne Aktivitäten sollten zur Erklärung unterschiedliche Repräsentationsinstrumente wie Text, Grafiken, Tabellen, Baumdiagramme, Bilder, Audio- oder Videofiles verwendet werden. Zum Beispiel lassen sich Handgriffe besser durch einzelne Bilder oder einen Film darstellen als durch eine textlastige Erklärung.[243] Ein Behandlungspfad sollte, wie in Abbildung 12 dargestellt, in ein KIS oder PVS integriert.

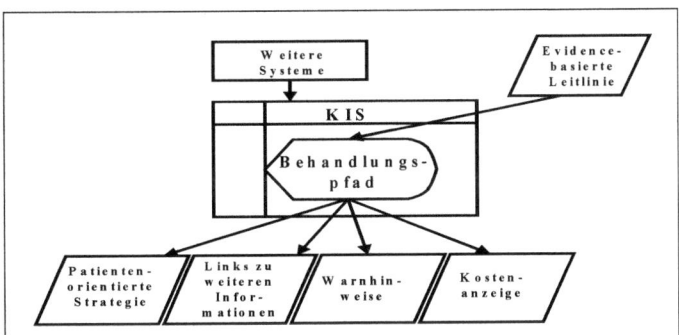

Abbildung 13:    Integration des Behandlungspfads in ein Krankenhausinformationssystem[244]

---

[243]    Vgl. Tenckhoff, B., Perl, P. (2002), S. 669.
[244]    Quelle: Eigene Darstellung.

Diese integrierte Lösung ermöglicht es, dass die Akteure zum richtigen Zeitpunkt die richtigen Anwendungen, wie Dokumentation, Ressourcennutzung usw., vornehmen. Durch einen Abgleich von aktuellen Patientendaten aus einer EPA mit der vom Arzt geplanten Therapie, die in das System dokumentiert wird, sollen automatisch Inplausibilitäten erkennbar werden. Damit der Arzt auf eine breite Informationsbasis zurückgreifen kann, ist die medizinische Leitlinienquelle anzugeben und mit einem direkten Link zur Quelle zu verbinden. Der direkte Zugriff gibt dem Arzt die Möglichkeit, per Internet auf weitere Informationen zuzugreifen. Auch andere wichtige Informationsquellen sollten mit einer Kurzbeschreibung versehen sein und dem Zugriff des Arztes unterliegen. So kann sich der Arzt bei Bedarf schnell Wissen aneignen, das für die Behandlung von Vorteil sein kann.[245]

Bei der Abbildung von Behandlungspfaden könnte man auch die aktuell verursachten Kosten anzeigen. So kann der Anwender die entstanden Kosten im Behandlungsprozess besser überprüfen. Für das Budget eines Arztes oder Krankenhauses wäre dies von Vorteil, weil so eine bestmögliche Kontrolle und Planung möglich werden würde.[246] Mit der Anzeige der Kosten ließen sich Vergütungsformen wie DRG leichter kontrollieren. Dennoch findet diese Komponente in der Praxis wenig Zustimmung. Der Grund ist die feste Überzeugung, dass Ärzte die Anzeige der aktuell entstehenden Kosten ablehnen würden und dies auch moralisch gegenüber dem Patienten nicht vertretbar wäre. Der Arzt soll den Patienten behandeln und nicht wegen der Behandlungskosten Therapien außer Acht lassen. Die Planung und Kontrolle der Kostenentwicklung versuchen die Krankenhäuser zu ermöglichen, indem den Ärzten direkt bei der Entlassung des Patienten mitgeteilt wird, wie viele Kosten durch seine Behandlung entstanden sind. In regelmäßigen Besprechungen sollen Problemfälle diskutiert und Lösungsvorschläge gemacht werden. Einige Krankenhäuser, so zum Beispiel das Katharinen-Krankenhaus in Unna, setzen dies sogar schon um. Dabei gab es anfangs Probleme mit den Ärzten.

---

245    Vgl. Koneczny, N., Butzlaff, M., Vollmar, H. C. u. a. (2001), S. 22-23, Schrappe, M., Bollschweiler, E., Grüne, F. u. a. (1999), S. 452.
246    Vgl. Schrappe, M., Bollschweiler, E., Grüne, F. u. a. (1999), S. 452.

Die Probleme konnten jedoch im Laufe der Zeit und mit viel Überzeugungs-
arbeit abgebaut werden. Wenn aber der Arzt so ohnehin mit den Kosten kon-
frontiert wird, könnte ihm durchaus schon während des Behandlungsprozesses die Möglichkeit eingeräumt werden, die Kosten steuern zu können. Daraus könnte ein wichtiger Vorteil entstehen, um langfristig am Markt bestehen
zu können. Vielleicht werden die Ärzte im Krankenhaus und im niedergelassenen Bereich einem solchen Instrument aufgeschlossener gegenüberstehen,
wenn die finanzielle Situation der Leistungserbringer schwieriger wird. Die
Folgen einer Einführung der Kostenanzeige lassen sich derzeit noch nicht ab-
schätzen. Einerseits kann es dazu kommen, dass Ärzte Untersuchungen und
Therapien unterlassen, weil die Kosten steigen. Andererseits kann aber auch
ein effizienterer Einsatz von Ressourcen ermöglicht werden.

Derzeit haben nach einer deutschen Krankenhausumfrage ca. ein Drittel der
Befragten Behandlungspfade implementiert. Dabei kann keine Aussage darüber gemacht werden, wie diese abgebildet werden.[247]

### 3.2.7 Kommunikationsformate

Der Austausch von Informationen von Systemen erfolgt über Dateien. Über
Datenformate ist es den Systemen möglich, diese Dateien auszulesen und zu
beschreiben. Das Datenformat gibt die Struktur, das Layout und die inhaltliche Ebene vor.

**HL7** (Health Level Seven) steht für einen internationalen textbasierten Kom-
munikationsstandard, der Formate, Protokolle zum Datenaustausch und die
Standardisierung der Inhalte bereithält. In Krankenhäusern unterstützt HL7
den Kommunikationsaustausch unterschiedlicher Systeme.[248]

Das **xDT** - Format ist eine Gruppe von Austauschformaten, die von der Kassenärztlichen Bundesvereinigung (KBV) entwickelt werden. Das x wird je
nach Spezifikation des Formates definiert und hat eine entsprechende Funkti-

---

[247]    Vgl. Mohr, A. (2003), S. 45.
[248]    Vgl. Zentrum für Telematik im Gesundheitswesen (2003b).

58

on.[249] Zum Beispiel dient der BDT (Befunddaten-Träger) als Import-Export beim Austausch eines PVS (Altdatenübernahme), zum Austausch von Befunddaten und zum Extrahieren von patientenbezogenen Daten für Forschung und Marktanalysen, wobei für die letzte Anwendung teilweise spezielle individuelle Schnittstellen von den PVS-Anbietern geschaffen wurden. So können die Ärzte anonymisierte Daten kommerziell für Forschungszwecke oder für das eigene Qualitätsmanagement einsetzen. Problematisch ist aber, dass die Struktur des BDT-Formats in den PVS heterogen ist. Versucht man die Daten unterschiedlicher Systeme zusammenzubringen, müssen zuvor Anpassungen vorgenommen werden. Deshalb lassen sich die Altdaten bei einem PVS-Wechsel nicht immer problemlos von einem System in das andere transferieren.[250] So kann zum Beispiel die Syntax der Geburtsdaten unterschiedlich definiert sein (05.12.1977 und 12/05/77). Das Zentralinstitut für die kassenärztliche Versorgung entwickelt zur Zeit auf diesem Format eine Arztbriefübermittlung.[251]

Das **EDIFACT** (Electronic Data Interchange for Administration, Commerce and Transport) ist ein branchenunabhängiger, weltweiter Standard für den Austausch strukturierter Geschäftsdaten wie zum Beispiel Aufträge und Rechnungen. Vorgestellt wurde das Format im Jahr 1988 von der „UN/Economics Commission of Europe".[252] Es wird im Gesundheitswesen verwendet beim Datenaustausch zwischen Leistungserbringern und Krankenkassen, wie zum Beispiel bei der Abrechnung eines Krankenhauses nach § 301 SGB V.

**XML** (eXtensible Mark-up Language) ist eine logische Auszeichnungssprache. Das besondere ist, dass eine klare Trennung von Struktur, Layout und Inhalt stattfindet. Damit ist eine einfache Handhabung von Daten aus ver-

---

249   Vgl. Kassenärztliche Bundesvereinigung (2003a), S. 95.
250   Vgl. Hummers-Pradier, E., Simmenroth-Nayda, A., Scheidt-Nave, C. u. a. (2003), S. 111.
251   Vgl. Lichtner, F., Sembritzki, J. (1999).
252   Vgl. o. V. (1998a).

schiedenen Systemen möglich. Auch lassen sich Graphiken in die XML-Dokumente implementieren.[253]

## 3.2.8 Kommunikationstechnologien für eine Vernetzung

### 3.2.8.1 VDAP Communication Standard

Bei einer Vernetzung von Akteuren des Gesundheitsmarktes bedarf es einer Kommunikationstechnologie, die es den Akteuren ermöglicht, datenschutzkonform Patientendaten (zum Beispiel über einen Arztbrief) auszutauschen. Alle im Folgenden dargestellten Lösungen laufen über eine ISDN (Integrated Services Digital Network)-Verbindung mit dem Internetprotokoll TCP/IP (Transmission Control Protocol/Internet Protocol).

Ein Ansatz ist der offene VDAP Communication Standard (VCS). Der Datentransport bei VCS hat als Grundlage gewöhnliche Internet-Standards. Die Inhalte und die Struktur eines Dokuments sind bei VCS durch den Verband Deutscher Arztpraxis-Softwarehersteller e. V. (VDAP) vorgegeben. VDAP gehören die führenden Praxissystemanbieter an (s. Kapitel 3.3.2.3). Der Arztbrief ist von der Struktur her eine BDT-Datei. Es werden unterschiedliche Mittel eingesetzt, um den Datenschutz und die Datensicherheit zu gewährleisten. Diese Mittel sind die Authentifizierung, die Verschlüsselung, der Einsatz einer digitalen Signatur und die Nicht-Abstreitbarkeit, die das Verfallsdatum umfasst. Der Kommunikationsweg ist mit Schutzmaßnahmen verknüpft, die optimale Datensicherheit garantieren.[254]

Der Arzt bereitet die zu versendenden Dokumente auf dem PVS vor und gibt die Zieladresse des Empfängerarztes ein. Beide Informationen werden dem VCS-Tool automatisch mitgeteilt. Das VCS-Tool bereitet die Mail für den Ausgang vor und berücksichtigt dabei die Mechanismen für den Datenschutz. Über einen Provider werden die Daten gesichert versendet. Es handelt sich dabei um eine gerichtete Kommunikation. Beim Empfängerarzt entschlüsselt

---

[253]    Vgl. Noelle, G. Warda, F., Dudeck, J. (1999), Vonhoegen, H. (2002).
[254]    Vgl. Verband Deutscher Arztpraxis-Softwarehersteller e. V. (2003).

das VCS-Tool die gesendete Datei und überprüft diese auf enthaltene Signaturen. Dazu muss sich der Empfängerarzt mit seiner Karte, welche die digitale Signatur enthält beim VCS-Tool anmelden. Stimmt seine Signatur mit der auf der Datei geforderten überein, kann der Arzt auf die Daten zugreifen und diese in sein PVS übernehmen. Dem Absender wird eine Empfangsquittung zugestellt.[255]

Seit Mitte des Jahres 2003 können die Ärzte, die der KV Westfalen-Lippe angehören, über VCS abrechnen.[256] Gegenwärtig wird nur der BDT-Standard verwendet. Angedacht ist die Überführung dieser Struktur in das XML-Format. Weiter wird daran gearbeitet, auch andere IT-Instrumente, als nur den Arztbrief anzubieten. Die ungerichtete Kommunikation soll demnächst möglich werden, so dass die Überweisung, die Krankenhauseinweisung und das elektronische Rezept realisierbar sind.[257]

Die VCS-Technologie ist erst in dreizehn PVS[258] implementiert. Neue Hersteller, die VCS auch in ihre Produkte implementieren möchten, müssen dem Verband als assoziiertes Mitglied beitreten. Die Aufnahmegebühr beträgt 6.000 Euro, der Mitgliedsbeitrag jährlich 3.000 Euro.[259]

### 3.2.8.2 Doctor to Doctor

Doctor to Doctor (D2D) ist eine weitere Kommunikationstechnologie und wird von der KV Nordrhein vorangebracht (s. Kapitel 4.2.1). Sie basiert auf dem vom Fraunhofer-Institut St. Ingbert entwickelten Konzept PaDok (Patientenbegleitende Dokumentation). Das Ziel ist es, die Dokumentation, die Abrechnung, die Überweisung, die Einweisung, das Rezept, eine Notfallakte und eine Patientenakte auf der Kommunikationsplattform anzubieten. Die Da-

---

[255] Vgl. Verband Deutscher Arztpraxis-Softwarehersteller e. V. (2003).
[256] Vgl. Hellmann, G. (2003).
[257] Vgl. Schmitz, M. (2002), S. 240.
[258] PVS: Adamed PLUS, Albis on Windows, Arcos, DOCconcept, DOCexpert, DOCexpert Comfort, LEISYS, LEISYS magna, M1, MCS-ISYNET, MEDISTAR, Sisymed, TurboMed.
[259] Vgl. Verband Deutscher Arztpraxis-Softwarehersteller e. V. (2003).

tenbeschreibung erfolgt in der XML-Spezifikation.[260] Die Systemarchitektur basiert auf einem speziellen D2D-Server, bei dem die D2D-Clients angemeldet sind und über den die Kommunikation abgewickelt wird. Der Arzt schickt die Daten direkt auf den Server und gibt dem Patienten eine 21-stellige Kennung. Die Kennung kann auf Papier oder auf einer Karte festgehalten werden. Bei der Papierlösung ist zur Vereinfachung eine Barcodeausgabe möglich. Der Code kann dann mit einem Barcodeleser eingelesen werden. Auf dem Server sind die Daten verschlüsselt und werden nur bis zu einem bestimmten Datum auf dem Server gespeichert. Werden die Daten nicht vom Server abgeholt, werden sie automatisch gelöscht. Nachdem der Patient den nächsten Leistungsanbieter ausgewählt hat, kann dieser mit der 21-stelligen Nummer, wenn er ein PVS mit D2D-Client besitzt, die Daten vom Server holen und in sein System transferieren. Mit D2D sollen Krankenhäuser und niedergelassene Ärzte Informationen austauschen. Es ist eine gerichtete und ungerichtete Kommunikation mit D2D möglich.[261]

Eine Besonderheit ist das Call-Back-Verfahren des Servers beim Verbindungsaufbau. Damit wird sichergestellt, dass mit dem Server nur ein registrierter Benutzer Daten austauschen kann. Die Verarbeitung der Maßnahmen für den Datenschutz erfolgt beim D2D-Tool automatisch. Für die digitale Signatur werden Software-Schlüssel und (provisorische) Karten verwendet. Sie dienen als Übergangslösungen bis zur Verfügbarkeit der elektronischen Arztausweise (s. Kapitel 3.4.2.2). Ein Provider ist bei D2D nicht nötig. Grundsätzlich genügt eine ISDN-Verbindung, welche die Möglichkeit eines Callback und einer Rufnummer-Übermittlung ermöglicht. D2D ist in den

---

[260]   Vgl. Kassenärztliche Vereinigung Nordrhein (2002), S. 5 und 9, Kassenärztliche Vereinigung Nordrhein (2003a).
[261]   Vgl. Gehlen, E. (2001), Kassenärztliche Vereinigung Nordrhein (2002), S. 6-9.

62

Produkten mehrerer Softwareanbieter[262] jedoch nicht in denen der Marktführer implementiert.[263]

### 3.2.8.3 NetSight

NetSight ist eine Kommunikationslösung, die von dem gleichnamigen Toch-
terunternehmen der Laufenberg GmbH, jetzt iSOFT Deutschland GmbH,
entwickelt wurde und ein Modul des zuvor bestehenden KIS war.

Die Software ermöglicht, wie in Abbildung 13 dargestellt, den Austausch von
Informationen zwischen den Beteiligten über eine zentrale Architektur.

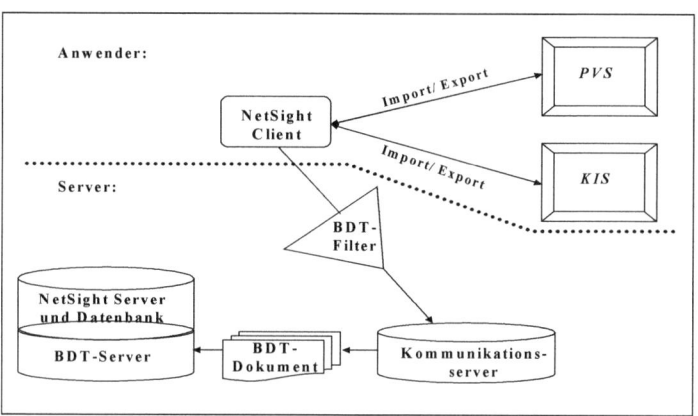

Abbildung 14:    NetSight-Architektur[264]

Dazu werden die Patientendaten mit den bestehenden Modulen der KIS oder
PVS erhoben. Zu einem bestimmten Zeitpunkt werden die Daten aus dem KIS
oder dem PVS über eine Exportfunktion und einen Filter auf den zentralen
Server verschlüsselt übertragen. Der Filter kontrolliert, dass nur die Patientendaten übertragen werden, für die eine Einwilligung erteilt worden ist. Zur

[262]    PVS: Frey ADV, Duria, Mediamed, Pro Medisoft, IFA, Medisoftware, Pega Elektronik,
        Softland, Abasoft, Arzt & Praxis, Neutz, Schwerdtner, VariCom, New Media Company
        GmbH, Hörgeräte Kind, TecSphere GmbH, Dr. Steinbrecher, Dr. Strzata, Dr. Zywietz, Vgl.
        http://www.kvno.de, Untermenü D2D [10.10.03].
[263]    Vgl. Kassenärztliche Vereinigung Nordrhein (2002), S. 6 und 10.
[264]    Quelle: Eigene Darstellung in Anlehnung an Feinen, R. (2001), S. 263.

Übertragung dient das BDT-Format. Es können Bilder im DICOM-Format und andere Attachments angehängt werden. Über den Client werden die Patientendaten der EPA im Intranet eingesehen oder durch die Importfunktion in das eigene System eingebunden. Es besteht eine automatische Authentifizierung und ein Berechtigungskonzept, so dass der Patient bestimmen kann, wer auf die Daten zugreifen darf.[265]

NetSight kann als eine versorgungsträgerübergreifende Kommunikationsplattform mit einer integrierten, zentralen EPA bezeichnet werden. Eingesetzt wird die NetSight-Software, um die EPA im „prosper"-Netz aufzubauen (s. Kapitel 4.2.7).

### 3.2.8.4 PDE-TOP-2002

„PDE-TOP-2002" ist von der Pie Data Elektonik GmbH entwickelt worden. Die Kommunikationstechnologie basiert auf einer multifunktionalen Patientenakte mit dezentralen Servern. Die Server der Ärzte sind alle miteinander vernetzt und kommunizieren direkt über eine ISDN-Leitung (Punkt-zu-Punkt-Verbindung) miteinander. So wird ein eigenes Netz aufgebaut. In den Praxen steht jeweils ein Server, der rund um die Uhr in Betrieb ist. An diesen sind die Computer der einzelnen Praxen angeschlossen und greifen auf die Daten in einer Datenbank zu. Als Datenformat dient das BDT. Es lassen sich bei dem Datenaustausch Ultraschallbilder integrieren.

Bei einem Datenaustausch zwischen Ärzten kommunizieren die Server miteinander, wenn der Arzt den entsprechenden Auftrag gibt und vorher einmalig zusammen mit dem Patienten ein Berechtigungsschema für alle mit behandelnden Ärzten festgelegt würde. Einerseits können die Daten direkt an den nächsten Arzt gesandt werden, wenn der Patient im Anschluss an den ersten Arztbesuch einen weiteren Arzt konsultieren muss. Ansonsten wird der Patient zu einem späteren Zeitpunkt weiterbehandelt, dann findet ein Austausch zwischen allen am Netz angeschlossenen Servern zu einem vorher festgeleg-

---

[265]    Vgl. Feinen, R. (2001), TOREX Health (2003).

ten Zeitpunkt später am Tag oder Abend automatisch statt. Die Praxen oder
die Krankenhäuser definieren im Ablauf des Tages, welche Daten zu welchem Benutzer gesendet werden sollen. Diese werden später vom Server automatisch übertragen. In beiden Fällen muss der Arzt die Daten mit einer Karte signieren. Im letzten Fall wird ein Gesamtprotokoll erstellt und dann signiert. So müssen nicht alle Daten einzeln signiert werden. Außerdem kann ein
Arzt die Daten von einem anderen Arzt abrufen, wenn er zuvor eine Berechti-
gung erhalten hat. Die Daten, die ein Arzt importiert, werden kenntlich gemacht und können vom ihm nicht verändert werden. Er kann sie nur wieder
von seinem System löschen. Jedes Datenpaket, das von einem Server zu einem anderen geschickt wird, wird mit dem jeweiligen öffentlichen Schlüssel
des Empfängerservers verschlüsselt. So kann nur der jeweilige Empfänger-
server und kein anderer die Daten mit dem privaten Schlüssel entschlüsseln.
Die Kommunikationstechnologie wird im Ärztenetz Amberg (s. Kapitel 4.2.2)
eingesetzt.[266]

## 3.3 Informationstechnologie im Gesundheitswesen

### 3.3.1 Entwicklung und aktuelle Situation

Nachdem im vorherigen Kapitel die IT-Instrumente näher erläutert wurden,
soll nun die aktuelle Situation des IT-Gesundheitsmarktes dargestellt werden.
Der IT-Markt im Gesundheitswesen ist der drittgrößte IT-Markt in Deutschland. Einen noch größeren Marktanteil entfallen jeweils auf die produzierende
Industrie sowie Banken und Versicherungen. Die Krankenhäuser investieren
mehr als niedergelassene Ärzte in ihre Systeme, da die Systemarchitektur eines Krankenhauses weitaus umfangreicher und komplexer ist als die einer
Arztpraxis. Die IT wird in drei Evolutionsschritten in den Institutionen des
Gesundheitswesens implementiert.[267]

- Administrative Unterstützung

---

[266] Vgl. Pie Data Elektonik GmbH (2003).
[267] Vgl. Haas, J. (2002b), S.184-185, Kampe, D. M. (2003), S. 469-470.

• Planung und Steuerung

• Vernetzte IT-Systeme für effektive Leistungserbringung

Die Krankenhäuser haben die erste Stufe fast vollständig verwirklicht. Sie
setzten die Systeme im Rechnungswesen, im Personalbereich und für das stationäre Patientenmanagement ein. Von den niedergelassenen Ärzten setzen
ca. 90 % Systeme ein. 70 bis 80 % davon verwenden sie zur Abrechnung mit
ihrer KV. Die anderen führen ihre Praxis ohne eine Praxissoftware.[268]

Die zweite Stufe, die den Behandlungsprozess bei den einzelnen Anbietern
unterstützen soll, hat bei den Gruppen einen unterschiedlichen Umsetzungs-
status erreicht. Auch hier sind die Krankenhäuser schon viel weiter als die
niedergelassenen Ärzte. Bei diesen liegt der Anteil derjenigen, die Systeme
zur Diagnostik- und Therapieunterstützung einsetzen, bei weniger als 5 %.[269]

Die Vernetzung von IT-Systemen als dritte Implementierungsstufe ist trotz
der oben angesprochenen Vorzüge noch nicht in großem Rahmen verwirklicht
worden. Vereinzelt gibt es jedoch Ärztenetze oder andere Projekte, die zum
gegenwärtigen Zeitpunkt eine Vernetzung ihrer Systeme versuchen und damit
eine elektronische Dokumentation und Kommunikation durchführen (s. Kapitel 4.).

## 3.3.2 Informationstechnologie bei den niedergelassenen Ärzten

### 3.3.2.1 Eingesetzte Systeme

Für die Aufgaben aus dem Organisations- und Abrechnungsbereich setzen
niedergelassene Ärzte Praxisverwaltungssysteme (PVS) ein. Dabei laufen viele PCs über diverse inkompatible Betriebssysteme, u. a. teilweise auch das
Betriebssystem DOS. Ein PVS besitzt die in Abbildung 14 dargestellten Module.

---

[268]    Vgl. Salfeld, R., Spang, S. (2001), S. 125.
[269]    Vgl. Salfeld, R., Spang, S. (2001), S. 129.

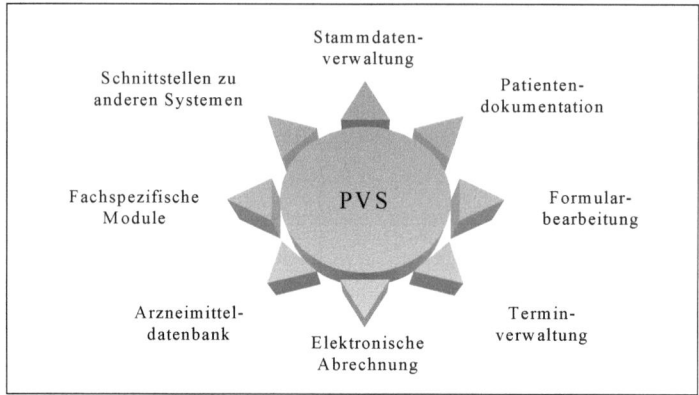

Abbildung 15: Module eines Praxisverwaltungssystems[270]

Häufig hat der Arzt mit dem PVS selbst nichts zu tun, da nur das Praxisperso-
nal mit dem PVS arbeitet.[271] Die Ärzte nutzen hauptsächlich das Abrech-
nungsmodul zur KV-Abrechnung und zur Privatliquidation sowie ein Formu-
larbearbeitungstool,[272] da das Erstellen der Abrechnung auf Papier sehr viel
Zeit in Anspruch nehmen würde. Ca. 80 % rechnen mit Hilfe von digitalen
Datenträgern, zum Beispiel Disketten oder CD-ROMs, mit der KV ab. Labor-
daten werden teilweise schon über Datenleitungen mit den Labors ausgetauscht und direkt in dem PVS verarbeitet. Die anderen Module werden von
den Ärzten vernachlässigt.[273]

Darüber hinaus ist in fast jeder Arztpraxis ein Kartenlesegerät vorhanden. Es
dient dazu, die Versichertenkarte mit den administrativen Daten eines Patienten auszulesen. Die Versichertenkarte wurde im Jahr 1995 eingeführt und hat
erheblich dazu beigetragen, dass sich die Ärzte EDV angeschafft haben. Mit
der neuen Gesundheitskarte (s. Kapitel 6.4) benötigt der Arzt neue Lesegeräte

---

[270]   Quelle: Eigene Darstellung in Anlehnung an Schönauer, H. (2000).
[271]   Vgl. Hummers-Pradier, E., Simmenroth-Nayda, A., Scheidt-Nave, C. u. a. (2003), S. 111.
[272]   Vgl. Elfering, I. (1999), S. A6.
[273]   Vgl. Kassenärztliche Bundesvereinigung (2003a), S. 9.

und teilweise neue Software. So dürfte erneut Bewegung in den IT-Markt kommen.[274]

### 3.3.2.2 Datenformate in einem Praxisverwaltungssystem

Zum Austausch von Daten benötigen die PVS bestimmte Datenformate. Die Abbildung 15 zeigt die Schnittstellen eines PVS mit den wichtigsten konzipierten Datenformaten.

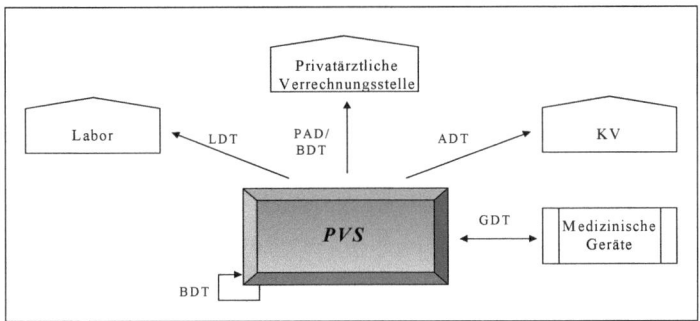

Abbildung 16:    Datenformate eines Praxisverwaltungssystems[275]

Die verwendeten Datenformate wurden von der Kassenärztlichen Vereinigung spezifiziert und gehören zur Familie xDT. Diese wurde zusammen mit dem **BDT**-Format in Kapitel 3.2.7 erläutert. Zum Austausch von Inhalten mit dem Labor dient der **LDT** (Labordaten-Träger). Zum Austausch der Daten zwischen PVS und Messgeräten existiert der **GDT** (Gerätedaten-Träger).[276] Die Abrechnung erfolgt mit der jeweiligen KV über den **ADT** (Abrechnungsdatenträger). Das **PAD** (Privatabrechnung mittels Datenträger) dient zur Abrechnung mit der Privatärztlichen Verrechnungsstelle. Die Abrechnung kann sowohl online als auch per Datenträger abgewickelt werden.[277]

---

[274]    Vgl. Roland Berger (1997), S.40, Warda, F., Noelle, G. (2003).
[275]    Quelle: Eigene Darstellung in Anlehnung an Roland Berger (1997), S. 96.
[276]    Vgl. Kassenärztliche Bundesvereinigung (2003b).
[277]    Vgl. Verband der Privatärztlichen Verrechnungsstellen (2001), S. 2.

### 3.3.2.3 Marktsituation von Praxis-EDV

Auf dem Praxis-EDV-Markt werden ca. 200 Systeme von ca. 155 Anbietern angeboten.[278] Aufgrund dieser großen Zahl von Systemen und Anbietern gibt es sehr heterogene Schnittstellen. Das führt dazu, dass ein systemübergreifender Austausch zwischen unterschiedlichen PVS problematisch ist. Dies merkt man in der eigenen Praxis dann, wenn man ein neues PVS implementieren will und die Altdaten übernehmen möchte. Somit ist eine Vernetzung zwischen niedergelassenen Ärzten schwierig. Die größten fünf Anbieter mit ca. 65 % Marktanteil sind: Compugroup Holding AG, MEDISTAR,[279] DOCexpert Computer GmbH, TurboMed EDV-GmbH und MCS. Trotz des hohen Marktanteils dieser wenigen Anbieter ist eine extreme Heterogenität der Systeme in den Praxen gegeben.

## 3.3.3 Informationstechnologie im Krankenhaus

### 3.3.3.1 Eingesetzte Systeme

Das Krankenhaus ist im Vergleich zu den niedergelassenen Ärzten fortschrittlicher. Zunächst wurden IT-Systeme, wie bei den niedergelassenen Ärzten, in der Administration eingesetzt.[280] Dafür wurden KIS entwickelt. Mittlerweile sind diese aus dem administrativen Bereich herausgewachsen und bestehen nun aus den Hauptkomponenten Patientenmanagement, Rechnungswesen, Materialwirtschaft und Kommunikation. Eine kurze Übersicht über KIS-Module gibt die nachfolgende Abbildung 16.

---

[278] Die Berechnung mit Stand 31.12.2002, berücksichtigt nur Anbieter, die das ADT-Abrechnungsmodul implementiert haben. Vgl. Kassenärztliche Bundesvereinigung (2002a), Kassenärztliche Bundesvereinigung (2002b).

[279] Die Geschäftsanteile an Medistar wurden von der Compugroup Holding AG übernommen. Vgl. EB (2003).

[280] Vgl. Rienhoff, O. (2003), S. 1.

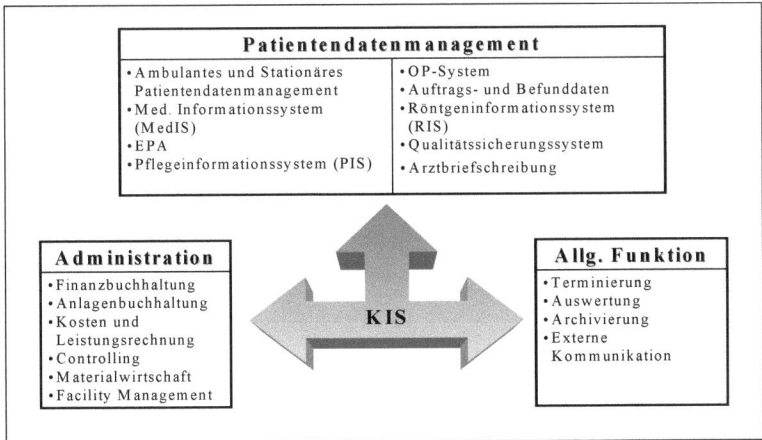

Abbildung 17:    Module eines Krankenhausinformationssystems[281]

Zwischen den Modulen werden die Daten meistens über eine relationale Datenbank ausgetauscht. Das KIS muss auch mit den neuen Aufgaben wachsen und neue Module integrieren. Trotz dieser Entwicklung verwenden viele Krankenhäuser nicht alle Komponenten des KIS. Häufig wird das KIS nur im administrativen Bereich eingesetzt. Hinzu kommt, dass für die einzelnen medizinischen Funktionsabteilungen eigene Abteilungssysteme bestehen, die nur die jeweilige Abteilung unterstützen. Eine Integration der unterschiedlichen Abteilungssysteme in das KIS erfolgt nur zögerlich. So können Synergien, wie zum Beispiel Patientendatenübernahme oder eine abteilungsübergreifende Terminorganisation, nicht entstehen.

Durch den neu entstandenen Prozessgedanken sind die Module zunehmend nicht mehr auf einen Funktionsbereich fixiert. Ihr Einsatz wird somit in den Pflege-, Verwaltungs- und den medizinischen Bereich eingegliedert. Damit wird ein KIS den neuen Anforderungen, die durch die DRG kommen, gerecht, da der DRG-Erlös die Kosten des gesamten Behandlungsprozesses abdecken soll. Die IT-Instrumente aus Kapitel 3.2 finden sich in einem innovativen KIS

---

[281]    Quelle: Eigene Darstellung in Anlehnung an Trill, R. (Hrsg.) (2002), S. 46-56.

ebenfalls wieder. Leider ist wie bei den PVS eine Standardisierung der einzelnen Systeme nicht vorgenommen worden.[282]

Für die IT-Architektur eines Krankenhauses wird zum größten Teil auf Client-Server-Systeme gesetzt. Die Anzahl der eingesetzten Datenbanken und Fileserver ist abhängig von der Krankenhausgröße. Eine Alternative wäre die IT-Architektur Windows-Terminal-Server-Systeme. Hier gibt es eine zentrale Server-Hardware, die die komplette Datenversorgung für die Terminals übernimmt. Beide Alternativen haben Vor- und Nachteile, die in einem strategischen IT-Konzept zu beachten sind.[283]

Im Krankenhaus tauschen die vielen unterschiedlichen Abteilungssysteme über die standardisierte Schnittstelle HL7 untereinander und mit dem KIS die Daten aus. In der Abbildung 17 werden die weiteren Schnittstellen dargestellt, die von den Anbietern überwiegend unterstützt werden.

| Schnittstellen | Unterstützung |
| --- | --- |
| HL 7 | 76 % |
| XML | 46 % |
| DICOM | 42 % |
| EDIFACT | 37 % |
| xDT | 30 % |
| VCS | 3 % |

Abbildung 18: Schnittstellen im Krankenhaus[284]

### 3.3.3.2 Marktsituation von Krankenhausinformationssystemen

Der KIS-Markt ist wie der PVS-Markt intransparent und verfügt über ca. 200 Anbieter. Den größten Marktanteil haben die vier Marktführer GWI AG, Siemens Medical Solution Health Services, SAP und TOREX. Nischenanbieter haben sich besonders auf einzelne Komponenten spezialisiert und koope-

---

[282]    Vgl. Trill, R. (Hrsg.) (2002), S. 45-56.
[283]    Vgl. Trill, R. (Hrsg.) (2002), S. 312-314.
[284]    Quelle: Trill, R. (Hrsg.) (2002), S. 317.

rieren mit den großen Anbietern. Die Veränderungen der Rahmenbedingungen für die Krankenhäuser werden sich ebenfalls auf die Anbieter von KIS-Systemen auswirken. Es wird davon ausgegangen, dass die Anzahl der deutschen Krankenhäuser sich weiter reduzieren wird. Dies bedeutet für die KIS Anbieter, dass die schon sehr begrenzte Abnehmerzahl weiter zurück geht und damit der Markt weiter schrumpft. Die KIS- Anbieteranzahl könnte sich durch Übernahmen mittelfristig reduzieren. Dafür spricht auch, dass eine ausreichende Finanzkraft für die Weiterentwicklung der Systeme nur mit einer Mindestanzahl von ca. 350 Installationen erreicht werden kann. Diese Weiterentwicklung ist wichtig, damit die Systeme die neuen Anforderungen, wie zum Beispiel die Einführung der DRGs und die integrierte Versorgung, die auf die Krankenhäuser zukommen, berücksichtigen. Am Ende könnten ca. vier bis fünf „finanziell, organisatorisch und personell vernünftig aufgestellte"[285] Anbieter übrig bleiben. Dazu werden sich weitere kleinere Komponentenlieferanten gesellen, die dazu beitragen, dass die Hauptanbieter ein umfangreiches Produktpaket anbieten können. Ein ähnlicher Konzentrationsprozess könnte sich auch bei den PVS-Anbietern ereignen. Auch hier könnten die veränderten Rahmenbedingungen dazu beitragen, dass die Systemanbieter ausreichend finanzielle Mittel benötigen, die für die Weiterentwicklung der Systeme erforderlich sind.[286]

[285] Kampe, D. M. (2003), S. 471.
[286] Vgl. Haas, J. (2002a), Kampe, D. M. (2003), Trill, R. (Hrsg.) (2002), S. 179-181.

# 3.4 Ein Soll-Konzept für die Vernetzung von Leistungs-erbringern

## 3.4.1 Allgemeines

Damit die Integration der IT-Instrumente in den Behandlungsablauf ohne Konflikte bewältigt werden kann, müssen deren Voraussetzungen zuvor geklärt werden. Nur so ist zu gewährleisten, dass die unterschiedlichen Leistungsanbieter mit ihren Systemen kooperieren können. Zudem müssen die rechtlichen Rahmenbedingungen für den Datenschutz eingehalten werden, so dass es nicht zu einem Vertrauensverlust im Arzt-Patienten-Verhältnis kommt.[287]

Bei der Implementierung scheint es sinnvoll zu sein, sich nicht auf einzelne IT-Instrumente zu beschränken, weil sich diese gegenseitig ergänzen. Ein Beispiel ist die Gesundheitskarte, die nur im Zusammenhang mit dem elektronischen Rezept hohe Nutzenpotenziale erreichen kann. Deshalb sollte man langfristig weitere IT-Instrumente für den medizinischen Behandlungsprozess implementieren. Eine entscheidende Bedeutung wird bei einer intersektoralen Vernetzung der EPA zukommen. Sie ist das einzige Instrument, das eine einheitliche Informationsbasis für die Beteiligten schaffen kann und ist aufgrund ihrer Informationsfülle Basis für andere Systeme. Die EPA ist somit das zentrale Element des IT-Soll-Konzepts. Nur mit ihr wäre eine optimale Vernetzung von Leistungserbringern in der integrierten Versorgung gesichert.[288]

Auf eine Diskussion über den Speicherort oder Transportmittel von Daten soll verzichtet werden. Wie die Projekte aus Kapitel 4.2 zeigen, verfolgt man unterschiedliche Lösungen. Deshalb soll hier keine Einschränkung vorgenommen werden, obwohl bei einigen Ansätzen datenschutzrechtliche Probleme auftreten könnten. Der 19. Tätigkeitsbericht des Bundesbeauftragten für den Datenschutz fordert für EPA–Modelle, dass ein Abrufen der Patientendaten

[287] Vgl. Schlungbaum, W. (2001), S. 669, Bundesbeauftragter für den Datenschutz (2002), S. 4.
[288] Vgl. Dietzel, G. T. W., Winter, St. F. (2002), S. 18-19, Gesellschaft für Versicherungswissenschaft und -gestaltung e. V. (2003), S. 4-6.

nur mit den elektronischen Karten des Arztes und des Patienten möglich ist.
Die Systemarchitektur muss es erlauben, dass der Patient den Zugriff des Arztes einschränken kann (Benutzerrollen) und dass die Daten bei Widerruf der Patienteneinwilligung zur Speicherung jederzeit gelöscht werden können.[289]

Unabhängig davon, wie die Vernetzung genau aussehen wird, müssen bei einem integrierten Vernetzungskonzept wesentliche Voraussetzungen für den Informationsaustausch gewährleistet werden. Diese sind:

- Einheitliche Dokumentation und Datenverarbeitung
- Rechtssicherheit in der elektronischen Kommunikation und Archivierung
- Einheitliche Standards für die Kommunikation
- Unterstützung des auf den Patienten orientierten Prozessgedankens

## 3.4.2 Rechtssicherheit in der elektronischen Kommunikation und Archivierung

### 3.4.2.1 Allgemeines

Die Daten, die bei der Kommunikation der Akteure ausgetauscht werden, lassen sich datenschutzrechtlich in zwei Gruppen unterteilen. Die erste Gruppe besteht aus den betriebswirtschaftlichen Daten, die Dritte betreffen (Gehalt). Sie sind nach den allgemeinen Datenschutzbestimmungen zu behandeln. Die zweite Gruppe beinhaltet die patientenbezogenen Daten (Patientenstammdaten, Behandlungsdaten und Abrechnungsdaten). Diese sind besonders schützenswert. Damit bedarf es eines Konzeptes für eine elektronische Kommunikation und Archivierung, das bestimmte Rechtsnormen erfüllt. Dazu gehören die Bereiche:[290]

- Ärztliche Schweigepflicht
- Datenschutzgesetze
- Rechtssicherheit der elektronischen Kommunikation

---

[289]    Vgl. Bundesbeauftragter für Datenschutz (2003), S. 148.
[290]    Vgl. Wallhäuser, M. (2002a), S.834.

74

- Dokumentation und Archivierung

Bevor die Umsetzung der Bereiche in den nächsten Kapiteln genauer dargestellt wird, sollen die Begriffe Datenschutz und Datensicherheit abgegrenzt
werden. Dies dient dem Verständnis, da im Folgenden wegen der übergrei-
fenden Grenzen in der Umsetzung nicht mehr strikt getrennt wird. Der Datenschutz definiert die rechtlichen und gesellschaftspolitischen Normen, die
sämtliche Daten bei der Verarbeitung und Verwendung, das heißt, bei ihrer
Speicherung, Übermittlung, Veränderung sowie Löschung vor Missbrauch
schützen soll. Im weiteren Sinne gehört zum Datenschutz die Datensicherheit.
Die Datensicherheit bezeichnet den Schutz gegen die Veränderung, die Be-
schädigung, den Verlust, die Zerstörung und den Untergang von Daten, Datenträgern, Programmen und IT-Geräten.[291]

### 3.4.2.2 Umsetzung der Anforderungen

Im Vordergrund steht die „informationelle Selbstbestimmung"[292] der Bürger.
Für den Patienten bedeutet das, dass er nach Ansicht der Datenschützer „Herr
seiner Daten bleiben"[293] soll und nicht durch die neuen Techniken beeinträch-
tigt wird. Das bedeutet aber auch, dass der Patient ein **Recht auf Einsicht
seiner Patientendaten** hat. Dies gilt jedoch nur für die objektiven Daten.
Subjektive Empfindungen des Arztes, die dokumentiert sind, zählen nicht dazu.[294]

Wegen der Einhaltung der ärztlichen Schweigepflicht[295] als eigenständiger
Rechtsvorschrift muss darauf geachtet werden, dass kein unberechtigter
Zugriff von Dritten auf die Daten erfolgen kann. Dazu zählt auch das Beschlagnahmeverbot.[296] Das GMG schließt durch die Ergänzung des Paragra-
fen 97 der Strafprozessordnung für die Staatsanwaltschaft ein Zugriffsrecht

---

29.1.1

29.1.1.1

29.1.1.1.1

291   Vgl. Vetter, R. (2001), S. 663.
292   Bundesbeauftragter für den Datenschutz (2003), S. 20.
293   Bundesbeauftragter für den Datenschutz (2003), S. 20.
294   Vgl. Hart, D. (2001).
295   Vgl. Goetz, Ch. F.-J. (2001b), S. 12.
296   Vgl. Goetz, Ch. F.-J. (2001a), S. 653, Vetter, R. (2001) S. 662-663.

auf elektronisch gespeicherte Patientendaten, die sich außerhalb der Arztpraxis befinden, aus. Somit wird das Beschlagnahmeverbot auf Einrichtungen ausgedehnt, die in Zukunft elektronische Patientendaten speichern werden, wie z. B. Anbieter von Online-Akten oder Dienstleister für die Externe Archivierung großer Datenmengen.[297]

Um das Arzt-Patienten-Vertrauensverhältnis, wie es vom Bundesverfassungsgericht definiert wurde,[298] zu schützen, bedarf es einer **kryptischen Verschlüsselung** der Daten unabhängig davon, ob diese gespeichert oder über ein lokales oder öffentliches Netz gesendet werden. Des Weiteren müssen **Berechtigungs- und Protokollierungskonzepte** entwickelt werden. Das Berechtigungskonzept legt abgestufte Nutzungsrechte (z. B.: Ärzte, Pflege- und Arzthelferpersonal, Verwaltung usw.) für die Patientendaten fest.[299]

Der Verfasser von patientenbezogenen Dokumenten muss die Daten zur Gewährleistung der Authentizität digital signieren und mit einem **Zeitstempel** versehen. Daten, die nicht auf diese Weise gesichert sind, dürfen nicht in die Behandlung einfließen. Durch das Signieren wird gleichzeitig die Integrität von Patientendaten garantiert, da durch das Verfahren eine nachträgliche Veränderung am Dokument erkennbar wird. Damit das digital signierte Dokument beweiskräftig ist, bedarf es der **qualifizierten digitalen Signatur,** denn sie entfaltet im Rechtsverkehr Rechtswirkung. Die Dokumentation muss vollständig nachvollziehbar sein, das heißt, es muss erkennbar sein, wer welche Dokumente wann erstellt, gelesen und bearbeitet hat. Deshalb muss ein Protokoll von Lesevorgängen erstellt werden. Die Art der Erstellung ist dabei abhängig von der Datenhaltung. Nachträgliche Veränderungen des Dokuments sind nur möglich, wenn dies erneut digital signiert wird. Ein vollständiges Löschen von Daten darf nicht erlaubt werden.[300]

---

[297]   Vgl. o. V. (2003b).
[298]   Vgl. Bundesverfassungsgericht (1972), Absatz 44.
[299]   Vgl. Bundesbeauftragter für den Datenschutz (2002), S. 10, 20-21 und 26.
[300]   Vgl. Bundesbeauftragter für den Datenschutz (2002), S. 11 und 21-24.

Die digitale Signatur in Verbindung mit einem **Eingangsbestätigungsverfahren**, das die Eingangszeit des übermittelten Dokuments beim Empfänger quittiert, wird benötigt, damit der Empfänger den Datenempfang nicht abstreiten kann.[301]

Für eine effektive Behandlung müssen die Daten des Patienten zeitgerecht zur Verfügung stehen. Wie die **Verfügbarkeit** hergestellt wird, ist abhängig von dem gewählten Datenhaltungsmodell. Bei einem zentralen Modell wird die Verfügbarkeit sichergestellt durch eine zentrale Datenbank. Bei der verteilten Datenhaltung ist davon auszugehen, dass die einzelnen Systeme nicht ständig erreichbar sind. Als Lösung könnte man ein Duplikat der Originaldaten auf den einzelnen Systemen vorhalten, so dass eine erhöhte Verfügbarkeitswahrscheinlichkeit besteht. Dies erscheint jedoch aus Datenschutzgründen eher bedenklich, ebenso wie eine evtl. entstehende Konsistenzproblematik.[302]

Für die oben angesprochene digitale Signatur und zur Verschlüsselung der Daten sollten „**Health Professional Cards**" (HPC) eingesetzt werden. Dies ist der derzeitige mitzuführende Arztausweis in elektronischer Form. Die HPC dient als Sichtausweis und hat zusätzlich drei geschützte elektronische Schlüsselpaare auf einem Chip gespeichert. Diese werden zur Authentifizierung für das eigene System, zur Herstellung der Transportverschlüsselung und zur Herstellung einer signaturkonformen Unterschrift genutzt. Ausgegeben werden die HPC von Trust-Centern. Ziel ist es, einen solchen Ausweis nicht nur für Ärzte zu entwickeln, sondern auch die anderen Berufsgruppen im Gesundheitswesen damit auszustatten.[303]

Als weitere Maßnahme müssen in das Netz bzw. auf dem einzelnen Computer für die **Absicherung gegen Angriffe von außen** eine Firewall, ein Screening Router, ein Virenscanner usw. installiert werden. Diese sind regelmäßig zu pflegen. Maßnahmen, um die **physikalische Sicherheit** zu gewährleisten,

---

[301] Vgl. Bundesbeauftragter für den Datenschutz (2002), S. 24-26.
[302] Vgl. Bundesbeauftragter für den Datenschutz (2002), S. 14-18.
[303] Vgl. Goetz, Ch. F.-J. (2001a), S. 653-654.

sind im Bereich der Organisation der Serverräume (Zutritt, Stromversorgung, Brand usw.) und bei der Auswahl der Server zu beachten.[304]

Damit die Daten, speziell die Bilddaten, nicht einen Qualitätsverlust erleiden, wenn sie von einem System auf ein anderes gesendet und konvertiert werden, muss ein **allgemein lesbares Datenformat** eingeführt werden.[305]

### 3.4.3 Einheitliche Standards für die Kommunikation

Eine entscheidende Bedeutung wird bei einer Vernetzung der einheitlichen Dokumentation und Datenverarbeitung zukommen. Auf der **inhaltlichen E-bene** muss geklärt werden, was dokumentiert werden soll. Eine einheitliche Semantik kann Missverständnisse zwischen den Leistungserbringern vermeiden. Nur wenn jeder weiß, wovon der andere spricht, bedarf es keiner Nachfrage mehr.[306]

Für einen elektronischen Datenaustausch zwischen den Leistungserbringern benötigt man einheitliche Standards für die Kommunikation. Dies bedeutet, dass man sich auf **Datenformate** und kompatible **Kommunikationstechnologien** einigt (s. Kapitel 3.2.7 und 3.2.8). Die Kommunikationstechnologien müssen die in Kapitel 3.4.2.2. geforderte digitale Signatur und Verschlüsselung berücksichtigen. Ziel ist es, dass dann die Anwender mit welcher Technologie auch immer Daten senden und empfangen können.[307] Für die Datenstruktur müssen einheitliche Regeln und Datenfelder geschaffen werden, damit unterschiedliche Systeme die Daten auslesen können. Dafür sollten Inhalt, Struktur und Layout voneinander getrennt werden. Somit wäre als Datenformat die XML-Spezifikation vorstellbar.

---

[304] Vgl. Reimann, G. (2003), Vetter, R. (2001), S. 663.
[305] Vgl. Bundesbeauftragter für den Datenschutz (2002), S. 12.
[306] Vgl. Richter-Reichhelm, M. (2001), S. 622-623, Gesellschaft für Versicherungswissenschaft und -gestaltung e. V. (2001), S. 41-42, Roland Berger (1997), S. 91.
[307] Vgl. Richter-Reichhelm, M. (2001), S. 622-623.

78

## 3.4.4 Unterstützung des an dem Patienten orientierten Prozess-gedankens

Das Kapitel 3.2.6 beschreibt Behandlungspfade, die abgebildet werden, um den patientenorientierten Behandlungsprozess transparent darzustellen und die Ressourcenallokation zu optimieren. Zu unterscheiden sind zwei Ansätze für die Gestaltung des Zugriffs auf die Behandlungspfade. Beim ersten Ansatz, der den Informationswillen des Akteurs voraussetzt, kann der Akteur selbst auf den abgebildeten Behandlungspfad zugreifen. Beim zweiten Ansatz bekommt der Akteur mitgeteilt, welche Aktivität als nächstes folgt. Das heißt, der gesamte Behandlungsprozess wird durch den zuvor definierten Behandlungspfad computertechnisch gesteuert.[308] Dazu verwendet man ein Workflow-Management-System (WMS).[309] Dieses kann bei standardisierten, sich wiederholenden Prozessen,[310] wie es bei Behandlungspfaden der Fall ist, optimal eingesetzt werden. Somit ist das WMS ein übergreifendes System der „computergestützten Vorgangssteuerung."[311] Die Aufgabe des WMS besteht darin, auf den unterschiedlichen Ebenen des Behandlungsprozesses nach einer festgelegten Workflowspezifikation zwischen den beteiligten Organisations-einheiten, Personen oder Systemen zu koordinieren. Es stellt automatisch bei jedem Aktivitätsschritt entsprechende Informationen und Applikationen zur Verfügung. Das WMS protokolliert während der Abwicklung stetig den Status.[312]

Das WMS ist in einigen Krankenhäusern direkt in das KIS integriert, so dass die anderen Applikationen direkt von dem WMS angesprochen werden kön-nen. Die Benutzer werden zum Beispiel mit einer E-Mail aufgefordert, die mit einem Link verknüpfte EPA eines Patienten zu bearbeiten. Eine andere An-wendung könnte sein, dass nach Eingang einer Kostenübernahme des Kosten-trägers für einen stationären Aufenthalt, entsprechend alle vorbereitenden Ak-

---

[308] Vgl. Laprell, S. (2002), S. 665.
[309] Vgl. Ostermeyer, A. (1997), S. 2.
[310] Vgl. Bodendorf, F., Bauer, Ch., Schobert, A. (2001), S. 81-82.
[311] O. V. (1998b).
[312] Vgl. Bodendorf, F., Bauer, Ch., Schobert, A. (2001), S. 82.

tivitäten ausgeführt werden. Solche Aktivitäten wären zum Beispiel die automatische Terminbestätigung und Ressourcenplanung. Im PVS könnte das WMS in vergleichbarer Art und Weise Behandlungsprozesse der Dokumentation usw. steuern.[313]

Die Vorteile eines solchen Systems sind insbesondere die Kontrollautomatik des Bearbeitungsstatus, ein effizienterer Informationsfluss und eine bessere Ressourceneinsatzplanung. Diese wirkt sich direkt auf die Behandlung aus, indem sich die Verweildauer des Patienten reduziert und der Behandlungsprozess für ihn transparenter wird. Der Arzt könnte mehr Zeit für die eigentliche Beratung und Behandlung aufwenden. Der Patient stünde dann im Mittelpunkt.[314] In anderen Wirtschaftszweigen zeigte sich, dass die Bearbeitungsgeschwindigkeit der Prozesse um 70 % gesteigert wurde und teilweise erhebliche Einsparungen möglich waren. Hierbei ist zu beachten, dass die Prozesse in anderen Bereichen teilweise einfacher zu standardisieren sind.[315]

---

[313]   Vgl. Laprell, S. (2002), S. 666, Tenckhoff, B., Perl, P. (2002).
[314]   Vgl. Trill, R. (Hrsg.) (2002), S. 57.
[315]   Vgl. Ostermeyer, A. (1997), S. 10.

# 4. Beschreibung und Analyse von vernetzten Versorgungsstrukturen

## 4.1 Interessenslage der Akteure

Bezüglich einer integrierten Versorgungsstruktur vertreten die Akteure aus dem Behandlungsprozess individuelle Interessen. Für die Umsetzung einer solchen Struktur ist die Kenntnis über die jeweilige Interessenslage wichtig. Nur wenn man die Interessen der anderen Seite kennt und versteht, kann man die potenziellen Kooperationspartner positiv überzeugen.[453] Die Abbildung 18 zeigt die derzeitige Position der Akteure:

| GKV | Interesse |
|---|---|
| KBV | Geringes Interesse |
| Einzelne KV | Kompromissbereitschaft |
| Niedergelassene Ärzte | Bedenken |
| Ambulante Pflegeberufe | Interesse |
| Krankenhäuser | Interesse |
| Existierende Netzwerke | Interesse |
| Apotheker | Bedenken |

Abbildung 19:   Interesse der Akteure an der integrierten Versorgung[454]

Grundsätzlich kann danach Interesse attestiert werden. Dies liegt vor allem daran, dass die einzelnen Akteure eine Chance sehen, sich strategisch neu zu positionieren. Die KBV dagegen hat Bedenken, da sie den Verlust von Einfluss befürchtet. Die niedergelassenen Ärzte und Apotheker haben noch

---

[453]    Vgl. Landenberger, M. (2002), S. 36-46.
[454]    Quelle: Eigene Darstellung in Anlehnung an Roland Berger (2002), S. 39.

Bedenken, weil sie nicht genau wissen, wie sich die Veränderung auf sie auswirken würde.[455]

Die aktuelle Untersuchung der Mummert Consulting AG für den „Branchenkompass 2003" zeigt, wie in Abbildung 19 verdeutlicht, dass die gesetzlichen und privaten Krankenversicherungen ein Interesse an einer Kooperation mit unterschiedlichen Leistungserbringern haben.

| | | Krankenversicherungen | Krankenhäuser |
|---|---|---|---|
| Kooperation mit | Rehabilitationsklinik | 95 % | 98 % |
| | Niedergelassener Arzt | 94 % | 100 % |
| | Akutkrankenhaus | 86 % | 95 % |
| | Pflegedienst und -einrichtung | 83 % | 78 % |
| | Ärztenetz | 73 % | 78 % |

Abbildung 20: Gewünschte Kooperation von Krankenversicherungen und Krankenhäusern[456]

Interessant ist, dass alle befragten Krankenhäuser enger mit niedergelassenen Ärzten zusammenarbeiten wollen und 98 % von ihnen mit Rehabilitationskliniken. Dies dürfte an ihrer Position im Behandlungsprozess liegen, da die niedergelassenen Ärzte und Rehabilitationskliniken die Vor- bzw. Nachsorge leisten. Ein horizontaler Kooperationsschluss mit anderen Krankenhäusern dürfte damit zu erklären sein, dass so Ressourcen zusammen genutzt und damit Kosten, zum Beispiel in der Einkaufslogistik, eingespart werden könnten. Dagegen wollen die Krankenhäuser nur zu 78 % mit Ärztenetzen oder mit Pflegeeinrichtungen zusammenarbeiten. Ärztenetze scheinen für Krankenhäuser uninteressant zu sein, da diese eine stärkere Verhandlungsmacht als ein einzelner Arzt haben könnten. Die könnte für das Krankenhaus zu Kompetenzverlusten führen. Die Krankenhäuser wollen durch Zusammenarbeit mit anderen Leistungserbringern die erforderlichen hohen Investitionen in IT-Systeme durch das Bedienen von neuen

---

[455]   Vgl. Roland Berger (2002), S. 39.
[456]   Quelle: Eigene Darstellung in Anlehnung an Mummert Consulting (2003a) zitiert nach Schnack, D. (2003), Mummert Consulting (2003b), S. 4.

Geschäftsfeldern kompensieren.[457] Das Interesse kann weiter damit gegründet werden, dass einerseits durch die Einführung der DRG die Ein-
nahmen sinken können und andererseits der Patient bewusster als Kunde
verhält.[458]

Im Folgenden werden mehrere Projekte vorgestellt, in denen der Behandlungsprozess mit IT-Instrumenten unterstützt werden soll. Ausgewählt
wurden erfolgreiche und weniger erfolgreiche Projekte. Die folgenden Projektbeschreibungen beruhen auf Anwenderberichten aus der Literatur und
auf Beschreibungen von unterschiedlichen Verantwortlichen der einzelnen
Projekte (Projektleiter, Ärzte, EDV-Verantwortliche, Datenschutzbeauftragte der Projekte, Vertriebsmitarbeiter der Anbietersoftware). Dabei wurde versucht, mit mehreren verantwortlichen Personen zu sprechen, um ein
breites Meinungsbild zu erhalten.

## 4.2 Aktuelle Projekte

### 4.2.1 Kassenärztliche Vereinigung Nordrhein

Die KV Nordrhein als Entwickler der D2D-Technologie (Kapitel 3.2.8.2)
betreut innerhalb ihres Zuständigkeitsbereichs mehrere Ärztenetze.[459] Für
die Einführung der D2D-Technologie wurde ein Stufenmodell gewählt, das
in der ersten Stufe ermöglicht, in der „Modellregion Düren" den elektronischen Arztbrief zwischen den beteiligten Ärzten zu verschicken. Es wurde
auch an eine Einbindung von Krankenhäusern gedacht. Andere mögliche
Anwendungen (Überweisung, Arzteinweisung, Notfallakte und Abrechnung) sollten schrittweise in der Modellregion folgen. Für diese erste Stufe
wurde Düren als Testregion ausgesucht, da sich das Systemhaus Duria eG
an dem Projekt beteiligt und in Düren einige Ärzte mit Systemen dieses
Unternehmens arbeiten. Man ging davon aus, dass zusammen mit einem

---

[457]   Vgl. Schnack, D. (2003), Zipper, M. (2001), S. 640.
[458]   Vgl. Burchert, H. (2002), S. 47-48.
[459]   Vgl. Kassenärztliche Vereinigung Nordrhein (2003c).

Softwareanbieter die erste Phase leichter umzusetzen sein würde.[460] Die
erste Stufe begann im August 2001 und sollte bis zum Ende der Testphase
andauern. In der zweiten Projektstufe, ab April 2002, sollten alle Praxisnetze in der Region Nordrhein mit einbezogen werden, wenn die Anwendung
in Düren sich bewährt hatte. Als letzte Projektstufe sollte ab Herbst 2002
eine indikationsspezifische EPA für Mammakarzinom (Brustkrebs) getestet
werden.[461]

Die Einführung verzögert sich jedoch. Bis Ende 2003 versucht man, die
erste Phase abzuschließen. In Düren beteiligen sich derzeit 12 – 24 niedergelassene Ärzte. Eine eindeutige Anzahl ist der Duria eG und der KV
Nordrhein nicht bekannt und in der Literatur findet man unterschiedliche
Angaben.[462] Nach Information der Duria eG ist noch kein Krankenhaus an
dem Projekt beteiligt. In einem Krankenhaus wird zur Zeit die Umsetzung
geplant und soll demnächst abgeschlossen werden. Dort gibt es aber noch
Schwierigkeiten bei der Anpassung des KIS und bei der Reorganisation der
Prozesse. Zu einem ersten Informationsgespräch kamen auch Vertreter von
zwei anderen Krankenhäusern. Diese waren danach nicht mehr interessiert,
da die Reorganisation der Prozesse bei den Mitabeitern auf Widerstand traf
und man der DRG-Einführung Vorrang einräumte. Die KV Nordrhein und
die Duria eG gaben an, dass sich die Teilnahme der Krankenhäuser durch
die DRG-Einführung verzögert hat. Vollständig umgesetzt wurde bis jetzt
ausschließlich der elektronische Arztbrief. Dieser wird von den Beteiligten
nur teilweise benutzt. Einige „Idealisten" arbeiten damit, tauschen Inhalte
mit ihren Kollegen aus und sind zufrieden. Bei den anderen Projektteil-
nehmern ist die D2D-Technologie eher vorhanden als im Einsatz.

Der Arztbrief hat nach Angaben der Duria eG noch kleine inhaltliche Mängel und ist noch verbesserungswürdig. Auf der Kommunikationsebene
stellt er kein Problem dar. Aufgrund neuer Vorgaben von Initiativgruppen

---

[460] Vgl. Iss (2001).
[461] Vgl. Mohr, G. (2001a), S. 2, Mohr, G. (2001b).
[462] Vgl. Iss (2003a), Kassenärztliche Vereinigung Nordrhein (2003d), Mohr, G. (2001a), S. 4.

und Erfahrungen der „Idealisten", die regelmäßig damit arbeiten, lässt sich der Arztbrief weiterentwickeln. Datenschutzprobleme sehen die Anwender nicht, da die D2D-Anwendungen vor dem Einsatz vom Datenschutzbeauftragten des Landes zertifiziert werden.

Die anderen Anwendungen (siehe oben) wurden zum Teil schon auf ihre Funktionstüchtigkeit hin überprüft. Im Jahr 2002 wurden im Rahmen einer elektronischen Gesundheitskarte zwei Anwendungen erfolgreich getestet. Eine Gemeinschaftspraxis aus Düren überwies einen Patienten in ein Krankenhaus und übermittelte ein elektronisches Rezept zu einem Apotheker, der dieses danach mit der Gesundheitskarte auslesen konnte. Aber nach Auskunft der Duria eG werden die Anwendungen unabhängig von der Gesundheitskarte nicht weiter genutzt. Davon lässt sich jedoch nicht auf andere Regionen und andere PVS-Anbietern mit D2D-Technologie schließen.[463]

Die zweite Stufe, die schon ab April 2002 beginnen sollte, wurde noch nicht umgesetzt. Gründe hierfür könnten nach Auskunft des Netzbeauftragten sein, dass die Ärzte den Nutzen der Vernetzung nicht erkennen und keinen finanziellen Anreiz haben. Wie die KV Nordrhein und die Duria eG weiter meinen, könnten erst gesetzliche Vorgaben oder Anreize die Ärzte dazu bringen, weiter in die IT zu investieren. Die KV Nordrhein kritisiert auch die Softwarehersteller, die sich nur sehr zögerlich bereit erklären, die D2D-Technologie in ihre Software zu implementieren. Die fünf Marktführer nehmen nicht teil, da diese eine eigene Technologie (VCS, s. Kapitel 3.2.8.1) entwickelt haben.

Die indikationsbezogene EPA soll den DMP dienen. Für die Mammakarzinom-EPA erarbeitete man zusammen mit der AOK-Rheinland und dem Westdeutschen Brustzentrum eine einheitliche Dokumentation, die zur Verbesserung der Behandlung dienen soll und in der EPA abgelegt wird. Alle beteiligten Ärzte sollen auf die EPA zugreifen können.[464] Zur Zeit

---

[463]     Vgl. Deutsche Krankenhausgesellschaft (2002).
[464]     Vgl. Brenn, J. (2002).

wird die EPA beim Fraunhofer-Institut in Verbindung mit Datenschützern eigens zertifiziert, so dass sie bald getestet und eingesetzt werden kann. Geplant ist für Ende 2003, in den Gebieten Düsseldorf und Essen mit jeweils zwanzig niedergelassenen Ärzten und vier Krankenhäusern die EPA testen zu lassen.[465]

## 4.2.2 Ärztenetz Amberg

Eine Teilgruppe des Ärztenetzes „Ärzteverbund Oberpfalz Mitte e. V." führt seit dem 01.04.2002 in Amberg eine EPA ein und vernetzt sich. Von den ca. 130 Ärzten des Ärztenetzes beteiligen sich 49 Ärzte. Ziel der 49 Ärzte ist es, eine integrierte Versorgungsstruktur mit einer Vernetzung aufzubauen. Dabei soll der medizinische Outcome gesteigert und langfristig von den wirtschaftlichen Nutzenpotenzialen der DRG und DMP profitiert werden. Die Versorgungsstruktur soll mit einer EPA unterstützt werden. Dazu wählte man die PDE-Lösung (s. Kapitel 3.2.8.4). Somit mussten alle beteiligten Ärzte auf ein neues PVS wechseln. Der Wechsel ist pro Praxis mit Kosten von ca. 8.500 Euro verbunden gewesen, wobei die Software, die nur einen kleinen Teil der Kosten ausmachte, von einem Pharmaunternehmen gesponsert wurde. Bei den Kosten ist zu berücksichtigen, dass sehr viele Ärzte noch alte Computer mit DOS-Betriebssystem im Einsatz hatten. Somit musste fast jede Praxis neue Hardware inklusive einem Server anschaffen.

Zunächst mussten die Ärzte überzeugt werden mitzumachen. Die Ärzte, die nicht bereit waren, sich zu beteiligen, begründeten dies mit der fehlenden Akzeptanz und der Eingewöhnungszeit des Praxispersonals, mit der langsameren Reaktionsgeschwindigkeit von 32-Bit-Systemen gegenüber DOS und mit dem hohen Schulungsaufwand. Die größten Schwierigkeiten bereitete es aber 42 Ärzten, sich auf eine einheitliche Dokumentations- und Abrechnungssoftware zu einigen und den gemeinsamen Wechsel dahin vorzunehmen. Zudem konnte man nicht auf Referenzprojekte der PDE zugreifen,

---

[465]    Vgl. Brenn, J. (2003), S. 16, Iss (2003a).

so dass es schwierig war, den Ärzten die betriebswirtschaftlichen Nutzenpotenziale aufzuzeigen. In der Vorbereitungsphase war die größte Schwierigkeit die Übernahme der Daten aus dem alten PVS über die BDT-Schnitt-
stelle in das neue PVS. Derzeit existieren Probleme bei der Weiterentwicklung des Gesamtkonzeptes. Es wird ein Controlling-System aufgebaut, das
die medizinischen und betriebswirtschaftlichen Daten des gesamten Ärztenetzes repräsentiert und zum Beispiel für die Erstellung von Leitlinien
auswertet.

Die Ärzte und die Patienten sind mit dem Ärztenetz und ihrer EPA zufrieden. Die Patientenbefragung erfolgte durch Interviews, die Kassenvertreter
mit Patienten führten. Eine genauere Patientenbefragung soll demnächst
durchgeführt werden. Eine Erweiterung der Vernetzung soll mit der Anbindung von zwei Krankenhäusern im letzten Quartal 2003 beendet werden. Danach wird es möglich sein, die Einweisung und den Entlassbrief e-
lektronisch auszutauschen. Zudem vermutet man, dass weitere niedergelassene Ärzte hinzukommen werden. Durch den Abschluss eines Versor-
gungsvertrages des Netzes mit dem größten Kostenträger am 01.07.2003
bestehen neue Anreize für Ärzte. Der Anreiz besteht darin, dass ein Arzt
pro Jahr ca. 10.000 Euro extrabudgetär erhält. Ebenso trägt dazu bei, dass
die KV Bayern ihre ursprünglich kritische Haltung gegenüber dem Netz
langsam aufgibt. Es kann festgehalten werden, dass die Vernetzung der
Ärzte den Behandlungsprozess verbessert hat und sich wirtschaftliche Vorteile für den niedergelassenen Arzt ergeben können. Es ist angedacht, eine
wissenschaftliche Evaluation durchführen zu lassen, um die Qualität des
Netzes besser bestimmen zu können.

### 4.2.3 Katharinen Krankenhaus Unna

Das Katharinen Krankenhaus in Unna mit 318 Betten entwickelte zusammen mit Partnern im Projekt "Mensch im Mittelpunkt integrierter Kommunikation" eine eigene EPA. Eine interdisziplinäre Projektgruppe konzipierte
die Inhalte und deren Ausgestaltung. Dadurch wollte man die Ärzte und

andere Anwender integrieren, um in der Einführungs- und Anwendungsphase eine höhere Akzeptanz zu erreichen. Das Interesse der Ärzte an einer
EPA war sehr groß, da sie zuvor durch Informationsveranstaltungen über
den Nutzen aufgeklärt wurden. Seitdem die EPA im Einsatz ist, wird die
Arbeitsentlastung für die Ärzte deutlich spürbar, so dass sie jetzt den elektronischen Arztbrief fordern. Dessen elektronische Versendung ist ebenfalls angedacht. Dabei sieht das Krankenhaus die elektronische Versendung
als ein Instrument, das im Wettbewerb um Einweiser, helfen kann. Der
Wettbewerb in der Stadt ist groß, da direkt in der Nähe ein weiteres Krankenhaus seinen Standort hat. Die Nachbarstädte, wie Dortmund und Kamen, werden ebenfalls als Konkurrenz gesehen. Zudem sollen mittelfristig
die Einweiser ihre Überweisung mit den Patientendaten einsenden. Man
glaubt, so eine Reduzierung der Verweildauer zu erreichen. Bei der Umsetzung des elektronischen Datenaustauschs mit niedergelassenen Ärzten wird
als hauptsächliche Schwierigkeit deren IT-Ausstattung gesehen. Wie man
Anreize geben kann, dass die niedergelassenen Ärzte sich beteiligen, wurde
noch nicht diskutiert.

Bei der Einführung der EPA traten kaum Schwierigkeiten auf. Der Grund
dafür könnte die eigene Entwicklung der EPA sein, die so an die Wünsche
der Anwender angepasst werden konnte. Vereinzelter Kritik in der Vorbereitungsphase, die EPA wäre überflüssig usw., wurde mit hoher Transparenz in dem Projekt begegnet.

Ein weiteres Projekt, das von den Ärzten angeregt wurde, ist der Aufbau
integrierter Behandlungspfade in die EPA. Dazu wurden Tools für die Erstellung eines Behandlungspfads evaluiert und Ende 2003 soll ein Tool zur
Verfügung stehen. Das Krankenhaus verspricht sich von der Implementierung des Tools eine bessere Kontrolle der Kosten und einen Mehrwert
durch bessere Transparenz im Prozess.

## 4.2.4 Krankenhaus Forchheim

Das Krankenhaus in Forchheim mit ca. 225 Betten ist eines der ersten, das mit der VCS-Technologie (s. Kapitel 3.2.8.1) Entlassbriefe versenden und Einweisungen erhalten kann. Es hat die GWI AG als KIS-Anbieter, die zusammen mit der Medical Net AG das Projekt betreut. Das Modul EPA ist implementiert und wird im Krankenhaus angewendet. Für eine automatische Arztbriefschreibung dient die EPA als Datenpool. Nach Auskunft des EDV-Mitarbeiters geschah die Implementierung des VCS-Tools fast ohne Schwierigkeiten. Nur anfängliche Abstimmungsprobleme der Tools mussten beseitigt werden. Datenschutzrechtliche Bedenken hat man bei der elektronischen Arztbriefversendung nicht, da die Software und der Provider zertifiziert sind.

Durch die gerichtete Kommunikation wird das Krankenhaus direkt angesprochen. Es ist derzeit nicht möglich die eingehenden Nachrichten automatisch an einzelne Stationen oder Ärzte zu verteilen. Die elektronischen Einweisungen werden zentral entgegengenommen und per Hand an den jeweiligen Empfänger weitergereicht. Das Problem soll aber demnächst durch ein neues Übertragungsprotokoll behoben werden.

Die Krankenhausärzte sind mit den neuen IT-Instrumenten zufrieden. Durch den Einsatz soll sich eine Arbeitserleichterung eingestellt haben. Derzeit werden zusätzlich zur elektronischen Archivierung die Dokumente ausgedruckt und archiviert. Bei der elektronischen Arztbriefversendung macht derzeit nur ein niedergelassener Arzt mit, so dass das Ziel verfolgt wird, weitere Einweiser zu rekrutieren.

# 4.2.5 Elektronische Patientenakte im Psychiatrischen Zentrum Nordbaden

## 4.2.5.1 Projektablauf

Ein weiteres Projekt, das den medizinischen Behandlungsprozess mit IT-Instrumenten unterstützen soll, führte das Psychiatrische Zentrum Nordbaden (PZN) durch. Das PZN als größtes psychiatrisches Zentrum in Baden-Württemberg beschäftigte im Jahr 2002 1.166 Vollkräfte und hat eine Bettenkapazität von ca. 1.142 Betten.[466] Im Unternehmensleitbild des Zentrums werden die Verzahnung des stationären mit dem ambulanten Bereich und ein starker Einbezug von niedergelassenen Ärzten und psychosozialen Einrichtungen dargestellt. Betont wird auch die Wichtigkeit von unternehmerischem Denken bei den Mitarbeitern, deren Weiterbildung und der Aspekt der Wirtschaftlichkeit des Zentrums, der für seinen langfristigen Bestand von großer Bedeutung ist.[467]

Das Projekt wurde im Oktober 1998 nach einer Unterbrechung erneut gestartet und ist in einzelne Projektetappen aufgeteilt.[468] Zunächst erfolgte bis Ende Januar 1999 die Definition des Projektes. Dazu wurde ein externer Unternehmensberater hinzugezogen. In dieser Phase kamen sechzehn Personen aus unterschiedlichen Bereichen und Berufsgruppen zusammen und wurden von einer Projektleitung unterstützt, die sich jeweils aus einer Person der IT-Abteilung, aus dem ärztlichen sowie dem pflegerischen Umfeld zusammensetzte. Es wurde festgelegt, dass die Einführung prozessorientiert verlaufen sollte und die Benutzer der EPA mit in deren Konzeption einbezogen werden sollten. Als weitere Ziele für die EPA-Einführung wurden definiert:[469]

• Patientendaten vollständig, zeitnah und strukturiert eingeben

[466] Vgl. Psychiatrisches Zentrum Nordbaden (2003a).
[467] Vgl. Psychiatrisches Zentrum Nordbaden (2003b).
[468] Vgl. Psychiatrisches Zentrum Nordbaden (2003d).
[469] Vgl. Stadler, J. (2002a), S .2, Psychiatrisches Zentrum Nordbaden (2003e).

- Patientendaten zum richtigen Moment, dem richtigen Anwender in der erwünschten Form zur Verfügung stellen
- Redundante Erfassung von Patientendaten reduzieren
- Erhebung und Verarbeitung von Daten erleichtern

In der zweiten Phase des Projektes wurden interdisziplinär durch Arbeitsgruppen die Ansprüche an die EPA herausgearbeitet. Dazu bildeten die Arbeitsgruppen die Behandlungsprozesse abteilungsübergreifend mit den jeweiligen Akteuren sowie den benötigten Formularen ab und erarbeiteten indirekt Lösungsvorschläge für die entdeckten Schwachstellen. In der dritten Phase wurde der Aufbau der EPA mit den Formularen und den benötigten Zugriffsrechten entwickelt. Ebenso entwickelte man ein Konzept, um die Mitarbeiter zu schulen. Diese erhielten bei Bedarf erst einmal einen PC-Grundkurs über Windows, Word und Outlook. Der Umgang mit der EPA selbst wurde in vier Theoriestunden und zwei Praxisstunden erlernt. Von August 1999 bis Januar 2001 erfolgte die Umsetzung des Projektes. Danach wurde die erste Abteilung in den Testbetrieb und nach wenigen Tagen in den Echtbetrieb genommen.[470] Das PZN hat 95 % der konventionellen Papierakten durch die EPA ersetzt.[471]

Als EPA-Software wurde die „Orbis-OpenMed" des Herstellers GWI AG implementiert, da das Krankenhaus zuvor schon „Orbis" als KIS einsetzte. Mit der EPA können die administrativen Aufgaben bearbeitet sowie Laboranfragen und Befundübermittlungen erledigt werden. Speziell für das PZN wurde das Modul „Psychiatrischer Arbeitsplatz" entwickelt,[472] da es als erstes psychiatrisches Krankenhaus eine EPA implementierte. Über dieses Modul erfolgt die medizinische Dokumentation, die während der Behandlung von unterschiedlichen Leistungserbringern erstellt wird. Weiter dient das Modul zur Steuerung des Workflows. Arbeits-, Termin-, Kontroll- und

---

[470] Vgl. Psychiatrisches Zentrum Nordbaden (2003e).
[471] Vgl. Psychiatrisches Zentrum Nordbaden (2003c), Stadler, J. (2002a), S. 3, Stadler, J. (2002b), S. 960.
[472] Vgl. Psychiatrisches Zentrum Nordbaden (2003f).

Berichtslisten dienen zur Unterstützung und Vereinfachung der Arbeitsabläufe. Als weiteres Modul wurde die Arztbriefschreibung eingeführt. Mit Hilfe der EPA können Daten direkt in den Arztbrief übernommen werden. Hierarchische Textbausteine in dem Modul ermöglichen teils standardisierte Arztbriefe.[473]

### 4.2.5.2 Ergebnisse des Projektes

Nach der Einführung und Anwendung hat die EPA letztlich Zustimmung bei den Anwendern gefunden. Beim Start des Projektes gab es jedoch zunächst „eine Menge Misstrauen und Einwände."[474] Insbesondere hatten die Anwender Angst, durch die Elektrisierung des Prozesses überflüssig zu werden. Das Misstrauen wurde auch durch technische Ängste bzw. PC-Berührungsprobleme hervorgerufen. Einige Benutzer sahen sich in ihrer Arbeit stärker kontrolliert, da der Behandlungsablauf transparenter wurde. Ärzte müssen jetzt wieder Dokumentationsarbeit erledigen, die sie zuvor an die Pflegekräfte delegiert hatten, um sich selbst zu entlasten. Denn die mit Zugriffsrechten ausgestatteten Ärzte können nur Arbeit delegieren, wenn sie auch ihr Passwort an die ausführende Person weitergeben dürfen. Diese Einwände konnten durch die Integration der Mitarbeiter und die fachübergreifenden Projektleiter abgebaut werden. Skepsis bezüglich des Datenschutzes konnten durch den PZN-Datenschutzbeauftragten, der selbst ein Arzt ist, und durch eine Kooperation mit dem Landesdatenschutzbeauftragen, insbesondere auch durch den veröffentlichten Tätigkeitsbericht des Datenschutzbeauftragen, gedämpft werden. Technische Probleme waren Schnittstellenprobleme der einzelnen Systeme, wie Datenübernahme aus den Abteilungssystemen. Aufgrund einer großen EDV-Abteilung und der engen Zusammenarbeit mit der GWI AG ließen sich diese Schnittstellenprobleme nach und nach beheben.[475]

---

[473]   Vgl. Stadler, J. (2002b), S. 961-962.
[474]   Stadler, J. (2002b), S. 962.
[475]   Vgl. Stadler, J. (2002b), S. 962, Psychiatrisches Zentrum Nordbaden (2003a), Psychiatrisches Zentrum Nordbaden (2003g).

Erst der Umgang mit der EPA in der Praxis, der zeigte, dass sich die EPA arbeitsentlastend auswirkt, hat zu einer positiven Resonanz und einer Einführung in sämtlichen Abteilungen des PZN geführt. So hat die EPA nach ihrer Einführung und Anwendung Zustimmung bei den Benutzern gefunden. Die Arbeitsentlastung wird in folgenden Punkten deutlich:[476]

- Patientenaktensuche entfällt.
- Datenerfassung geschieht nur noch einmal.
- Automatische Datenübernahme in andere Formulare ist möglich.
- Es existiert ein interner Postweg von wenigen Sekunden.
- Das Arztbriefschreiben erfolgt schneller: Auf das Diktieren wird teilweise schon verzichtet.
- Daten lassen sich leicht weiter für Studien benutzen (z. B. für Behandlungsleitlinien).

Vereinzelte Personen konnten immer noch nicht positiv überzeugt werden. Solche wird es bei IT-Projekten und Veränderungen voraussichtlich immer geben. Durch den Einsatz der EPA in der Praxis zeigten sich kleine Probleme, welche man zuvor so noch nicht gesehen hatte, die sich aber „mit etwas Einsatz lösen" ließen. Zum Beispiel hatte man die benötigte Speichergröße der Datenbankserver unterschätzt, so dass man neue Investitionen tätigten musste. Für solche Veränderungen, deren Notwendigkeit sich erst aus den Erfahrungen mit der EPA ergibt, existiert ein Team, das sich mit den auftretenden Fragen bei Bedarf auseinandersetzt. Für die ständige Betreuung der EPA steht in der IT-Abteilung ein Support-Team mit eigener Hotline zur Verfügung.

Die Vernetzung der Häuser des PZN mit dem KIS und der EPA ist kein technisches Problem mehr, da jeder vom Arbeitsplatz auf das gleiche System zugreift. Es gibt jedoch noch Umsetzungshindernisse bei der angestrebten elektronischen Vernetzung mit niedergelassenen Ärzten. Eine Bar-

---

[476]  Vgl. Stadler, J. (2002b), S. 962.

riere ist dabei die Einhaltung des Datenschutzes, für den unterschiedliche
Anforderungen der Beteiligten bestehen. Weiter sind die Systeme der niedergelassenen Ärzte zu alt oder nicht kompatibel für eine Online-Kommu-
nikation. Das größte Problem ist die Entscheidung über den Träger der Investitionskosten einer weiteren Vernetzung. Die Frage ist, ob sich das PZN
beteiligen soll oder der niedergelassene Arzt die Kosten alleine tragen
muss. Zur Zeit wird versucht, mit einem Ärztenetz eine Kooperation einzugehen.

## 4.2.6 Bonner Gesundheitsnetz

### 4.2.6.1 Allgemeines zum Bonner Gesundheitsnetz

Das Bonner Gesundheitsnetz wurde im Oktober 2000 gestartet, ist aber
nach einer Prämierung als Musterregion für „Telematik im Gesundheitswesen" nach den Aussagen der Krankenhausmitarbeiter kurzzeitig gestoppt
worden, da sich die Prioritäten der Krankenhäuser auf die Einführung der
DRG verschoben hatten. Ziel des Projektes ist es, eine Vernetzung der unterschiedlichen Akteure zu erreichen, um die Koordination und Kommunikation zu stärken. Zu den Anwendungsfeldern des Projektes gehörten unter
anderem eine EPA und die Arztbriefschreibung. Weiter sollten Video-
Konferenzen, Online-Fortbildungen, Foren usw. eingerichtet werden. An
dem Projekt wollten sich ursprünglich sieben Krankenhäuser und ca. 50
niedergelassene Ärzte beteiligen. Die niedergelassenen Ärzte sollten eine
elektronische Mailbox bekommen, in der sie die Befunde des Krankenhauses hätten abholen können. Selbst sollten sie Befunde in das Netz einbringen und sich an den anderen Anwendungen beteiligen können. Für die niedergelassenen Ärzte wären in der Einführungsphase keine Kosten entstanden. Einzige Voraussetzung für die Teilnahme wäre eine kompatible EPA
gewesen. Die Netzinfrastruktur wäre in den teilnehmenden Krankenhäusern aufgebaut und von den jeweiligen EDV-Abteilungen betreut worden.
Nun versuchen zwei Krankenhäuser die Ziele des Projekts zu erreichen.

Dabei möchte die GWI AG als Schnittstelle zwischen den Krankenhäusern fungieren.[477]

### 4.2.6.2 Johanniter-Krankenhaus Bonn

Das beteiligte Johanniter-Krankenhaus in Bonn mit insgesamt ca. 355 Betten plant demnächst, wie bei dem Projekt „Bonner Gesundheitsnetz" vorgesehen, im Bereich der Augenheilkunde mit niedergelassenen Ärzten elektronisch medizinische Daten, wie Arztbriefe, Befunde usw., auszutauschen. Dieser Bereich wurde ausgewählt, da hier schon zuvor zu den niedergelassenen Ärzten eine gute Beziehung bestand. Sie arbeiteten zuvor im Johanniter-Krankenhaus und haben in den Praxen die technischen Voraussetzungen, um eine Vernetzung mit dem Krankenhaus aufzubauen.

Die Vernetzung mit den Ärzten ist intern, unabhängig vom Bonner Gesundheitsnetz, schon seit 2001 geplant worden. Die Umsetzung wurde wegen der Einführung von DRG verschoben. Es fehlten die erforderlichen Ressourcen, dazu zählen sowohl finanzielle Mittel für Investitionen, als auch das Fachpersonal. Ziel ist es nun, bis Ende 2003 die ersten Arztbriefe an die niedergelassenen Augenärzte zu versenden.

Um den geplanten Datenaustausch zu ermöglichen, wird innerhalb des Hauses seit kurzem mit einer EPA des Unternehmens GWI AG gearbeitet. Sie soll als Datenpool für den Arztbrief dienen. Ihr Einsatz hat zu einer Arbeitserleichterung geführt, weshalb die EPA im Hause auf Akzeptanz gestoßen ist. Auch die Ärzte wünschen jetzt die Einführung des elektronischen Arztbriefes, wobei sie nur an die Erstellung, nicht aber unbedingt an die Versendung denken. Für die Ärzte stehen primär die Vereinfachung der Arztbrieferstellung und somit allein ihre persönliche Arbeitsentlastung im Vordergrund. Das Modul für die Arztbriefschreibung ist fast voll einsatzfähig und löst den zuvor in Word gefertigten Arztbrief ab. Es müssen nur

---

[477]    Vgl. Ric (2001), GWI (2001).

noch kleinere Abstimmungen bezüglich der Gestaltung innerhalb des Hauses vorgenommen werden.

Beim elektronischen Versand werden keine Datenschutzprobleme gesehen, da die zum Austausch der Dokumente verwendete VCS-Technologie als sicher betrachtet wird. Der Grund für den Einsatz von VCS ist, dass das Tool in dem GWI AG Paket und in den PVS der niedergelassenen Ärzte vorhanden ist.

Die „Projektleitung" setzt sich aus einem Arzt und je einen Mitarbeiter aus den Abteilungen IT und Verwaltung zusammen. Derzeit wird nicht ausreichend an dem Projekt gearbeitet, obwohl sich die Verantwortlichen einig sind, dass es umgesetzt werden muss. Immerhin hat das Krankenhaus schon hohe Investitionskosten getätigt und jetzt laufende Betriebskosten (Vorhaltung einer Breitbandleitung). Das Krankenhaus verspricht sich außerdem nicht nur eine Arbeitserleichterung für seine Ärzte durch eine Vernetzung mit den niedergelassenen Ärzten, sondern mittelfristig auch eine Kostenersparnis und eine strategisch bessere Position. Es möchte Einweiser an sich binden und damit die Fallzahlen erhöhen.

### 4.2.6.3 St. Johannes Krankenhaus Troisdorf

Das zweite Krankenhaus, das die Pläne des Bonner Gesundheitsnetzes umsetzten möchte, ist das St. Johannes Krankenhaus in Troisdorf mit 207 Betten. Dieses Krankenhaus hat wie das Johanniter-Krankenhaus seit 1999 als KIS die GWI Software installiert und ist Referenzkrankenhaus der GWI AG. Es arbeitet mit einer EPA. Dabei standardisierten die Abteilungen ihre Formulare übergreifend, so dass jede Abteilung mit ihnen arbeiten kann. Die Formulare wurden im KIS installiert. So konnten sie direkt in die EPA übernommen werden. Die einzelnen Systeme aus den Abteilungen wurden an das KIS angeschlossen. So ließen sich die Daten aus den Subsystemen in die EPA übernehmen. Die EPA selbst ist ein Duplikat der ehemaligen Papierakte, was zur Akzeptanzsteigerung geführt hat. Da sich herausgestellt hat, dass die Anwendungen reibungslos und effektiv erfolgen, ist sie bei den Anwendern auf hohe Akzeptanz gestoßen. Die Benutzer sehen den Vorteil in dem schnelleren Zugriff und einem strukturierten Überblick über die Patientendaten. Zwar bestand am Anfang ein wenig Antipartie gegenüber der neuen Anwendung. Diese konnte aber mit kontinuierlichen Schulungen abgebaut werden. Das Krankenhaus organisiert immer noch Schulungen, um die Anwender noch vertrauter mit dem System zu machen, um den Informationsfluss beizubehalten und um Schwierigkeiten zu beheben.[478]

Als weitere Unterstützung für den Behandlungsprozess im Krankenhaus wird angedacht, das Haus besser zu vernetzen, so dass mobile PCs bzw. PC-Tabletts für die Arztvisite zur Verfügung stehen. Diese Initiative wird von den Ärzten unterstützt, da damit ein noch effektiverer Einsatz der EPA möglich ist.

Der Arztbrief kann mit Textbausteinen und dem Datenpool aus der EPA erstellt werden. Am Anfang hatten die Ärzte Probleme bei der Datenübernahme. Es wurden Inhalte mit übernommen, die nicht gewünscht waren. Durch eine Zusammenarbeit der Ärzte und der IT-Abteilung konnte das Problem schnell behoben werden und der Arztbrief hat nun eine große Akzeptanz gefunden. Seit Juli 2003 ist ein digitales Diktieren möglich. Auch hier zeichnen sich Anfangsschwierigkeiten durch die neue Anwendung ab. Aber man ist sich sicher, dass das digitale Diktieren mit der vorherigen Datenübernahme aus der EPA bald Standard sein wird. Der elektronisch erstellte Arztbrief wird noch konventionell in Papierform versendet und digital an die EPA angehängt. Ein weiterer Fortschritt konnte bei der Durchlaufzeit eines Arztbriefes erreicht werden. Wenn der Stationsarzt den Arztbrief erstellt, übernimmt die Kontrolle darüber der Oberarzt. Er kontrolliert den Brief, kann Veränderungen vornehmen und signiert ihn digital, womit er rechtsverbindlich ist. Der Stationsarzt druckt den Arztbrief aus, stellt ihn zusammen und unterschreibt ihn. So wird im Dokumentationsprozess Zeit

---

[478]    Vgl. GWI (2002), S. 1-4.

eingespart, da früher der Arztbrief längere Zeit benötigte, bis er dem Stationsarzt wieder vorlag.

Das St. Johannes Krankenhaus plant zukünftig eine elektronische Versendung des Arztbriefes. Für die Versendung sollen die Konzepte VCS und D2D benutzt werden. Aufgrund der Verwendung der „Standardkonzepte" sieht das Krankenhaus keine Probleme mit dem Datenschutz. Es steht jedoch noch nicht fest, welche Ärzte einbezogen werden sollen.

Ein anderes, zuvor angedachtes Konzept der Kommunikation zwischen den Ärzten und dem Krankenhaus sollte über einen Virtual Private Network (VPN)- Tunnel erfolgen. Die niedergelassenen Ärzte wählen sich dabei über eine ISDN-Leitung bei den Krankenhäusern ein und greifen dann auf einzelne Applikationen mit den Patientendaten zu. Nach Angaben der IT-Abteilung waren die angesprochenen niedergelassenen Ärzte nicht sehr zufrieden. Die Gründe dafür waren die Zugriffsgeschwindigkeit und die Komplexität der Applikationen. Die Datenübernahme in das PVS erwies sich als schwierig. Ein Medienbruch bei der Übernahme erfolgte, da teilweise die Daten nur manuell in das PVS eingegeben werden konnten. Da somit keine Vereinfachung des Arbeitsablaufs eingetreten ist, fand die Lösung bei den niedergelassenen Ärzten wenig Akzeptanz.

## 4.2.7 „prosper" und „proGesund"

### 4.2.7.1 Rahmenbedingungen

Die Projekte „prosper" und „proGesund" gehen auf die Initiative der Bundesknappschaft zurück und sollen eine sektorübergreifende Versorgung in ausgewählten Regionen erreichen. Das erste „prosper"-Projekt startete am 1. Oktober 1999 in Bottrop. Später kamen Teilbezirke aus Oberhausen hinzu. Am 1. April 2001 wurde das zweite „prosper"-Projekt im Saarland gestartet, weil man mit dem Pilotprojekt aus Bottrop viel Erfolg verbuchen konnte. „proGesund"[479] startete im Oktober 2002 in Recklinghausen. Bei jedem Projekt wurde ein regionales Versorgungsnetz aufgebaut, das den ambulanten und den stationären Bereich verknüpfen soll. Die Netzbeteiligten sind somit niedergelassene Knappschaftsärzte, Knappschaftskrankenhäuser und Rehabilitationskliniken. Die Teilnahme an „prosper" ist für die Versicherten der Knappschaft freiwillig.[480]

Zu beachten ist, dass es sich bei der Knappschaft um eine besondere Art von Krankenkasse handelt, die dem Bergbau verbunden ist. Sie ist ein umfassendes System, das gleichzeitig die Subsysteme Krankenkasse, Rentenversicherung, Krankenhausträger, Rehabilitationskliniken, sozial-medizinischer Dienst und die berufspolitischen Interessen der Knappschaftsärzte vereint. Damit ist sie sowohl Kostenträger als auch Leistungserbringer. Somit fallen einige Schnittstellenprobleme weg. Die Versicherten sind mehrheitlich aus dem Bereich des Bergbaus. Die Versichertenstruktur ist entsprechend: Die Mitgliederzahl sinkt. Es gibt einen großen Anteil von Rentnern.[481] Der derzeitige Altersdurchschnitt beträgt 59,1 Jahre (GKV: 41,1 Jahre) und die Morbiditätsrate ist im Vergleich zur GKV überproportional bei Herzkreislauf-Erkrankungen und bösartigen Neubildungen. Wegen dieser Ausgangssituation wollte man eine neue Möglichkeit schaffen, effizienter im Behandlungsprozess zu werden und damit die Ausgaben der Knappschaft zu senken.[482] In der nachfolgenden Abbildung 20 sind die Netzdaten zusammengefasst.

---

[479]   Der Name „prosper" konnte nicht gewählt werden, da ein Krankenhaus vor Ort schon den Namen führt, was zu Irritationen geführt hätte.
[480]   Vgl. Schlingensiepen, I. (2003), Bundesknappschaft (2003b).
[481]   Krankenversicherung: 1,4 Millionen Versicherte, davon 28 % Pflichtversicherte und 72 % Rentner. Vgl. Schoeller, A. (2003), S. A1041.
[482]   Vgl. Schoeller, A. (2003), S. A1041-A1042, Schlingensiepen, I. (2002b).

100

| | „prosper" | „prosper" | „proGesund" |
|---|---|---|---|
| **Region** | Bottrop | Saarland | Recklinghausen |
| **Start** | Oktober 1999 | April 2001 | Oktober 2002 |
| **Eingeschriebene Versicherte** | 7.800 | 7.700 | 10.000 |
| **Knappschaftsärzte** | 65 | 82 | 108 |
| **Knappschaftskrankenhäuser** | 1 | 2 | 1 |
| **Rehabilitationskliniken** | 5 | 5 | 5 |

Abbildung 21:   Netzdaten von „prosper" und „proGesund"[483]

Somit ergibt sich für Recklinghausen, dass ca. 89 % der 121 Knappschaftsärzte aus der Region teilnehmen. Von den 26.000 potenziellen Teilnehmern
aus der Region Recklinghausen machen rund 38 % mit. Im Saarland sind es
sogar ca. 15.500 Versicherte, was ca. 49 % ausmacht. Insgesamt kann ge-
sagt werden, dass eine Nachfrage der Knappschaftsversicherten und der
Leistungserbringer besteht. Nach Auskunft des Projektleiters ist die Anzahl
der Ärzte stabil geblieben und die Teilnehmerzahl ist leicht gestiegen. Die
einzelnen Ziele der jeweiligen Bundesknappschaftsprojekte sind:[484]

* Patientenorientierung
* Enge Kooperation von ambulanter und stationärer Versorgung
* Optimaler Informationsfluss zwischen den Akteuren
* Effizientere Versorgung mit Qualitätssteigerung
* Verweildauersenkung
* Effizientes Marketinginstrument für das Krankenhaus

---

[483]   Quelle: Bundesknappschaft (2003a), Bundesknappschaft (2003b), Schlingensiepen, I. (2003), Müller, H. (2002).
[484]   Vgl. Bundesknappschaft (2003a), TOREX Health (2002).

## 4.2.7.2 Umsetzung

Die zentrale Stelle in der Organisationsstruktur der Projekte ist die Netzwerkkonferenz. In ihr kommen Vertreter der niedergelassenen und der
Krankenhaus-Knappschaftsärzte zusammen. Sie bilden Arbeitsgruppen und
Qualitätszirkel, zum Beispiel für die Erarbeitung von Leitlinien. Überge-
ordnet zur Netzwerkkonferenz besteht ein Netzvorstand.[485] Dieser setzt sich
aus Vertretern der Bundesknappschaft, der Knappschaftskrankenhäuser und
der Netzwerkkonferenz zusammen. Er koordiniert die Netzaktivitäten, um
den Informationsfluss zwischen den Beteiligten zu fördern. Weiter vertritt
er die Interessen des Netzes nach außen.[486]

Zur Verbesserung des Behandlungsprozesses haben die „prosper"-Projekte
zu organisatorischen Veränderungen geführt. Außerdem wurden IT-Instrumente eingeführt, die den Ärzten für ihre Vernetzung zur Verfügung gestellt wurden. Ein zentrales Element der Projekte ist die Einführung einer
EPA, die zusätzlich in die IT-Netzwerkarchitektur der Subgruppen implementiert wurde. Ausgewählt hatte man das Modul „NetSight" (s. Kapitel
3.2.8.3) des Anbieters TOREX. Die Entscheidung für das TOREX Produkt
wurde getroffen, weil die Krankenhäuser schon zuvor mit dem von der
Firma TOREX übernommenen Unternehmen Laufenberg gut zusammen-
gearbeitet hatten. Einige Krankenhäuser tauschten das alte KIS gegen ein
neues KIS von TOREX aus. Der Server steht im Krankenhaus, da dort die
benötigten Räumlichkeiten und das entsprechende Fachpersonal vorhanden
sind.

Die EPA selbst wurde zeitversetzt zum Start des eigentlichen Netzes eingeführt. Systemtechnische Probleme und Datenschutzprobleme – trotz Absprachen mit dem Datenschutzbeauftragten – waren der Grund dafür. Die
Anforderungen an den Datenschutz waren schwer zu erfüllen, was zu den
größten Akzeptanzproblemen führte. Denn zur Lösung wurden Schutzme-

---

[485]   Im Saarland wird der Netzvorstand als Gründungsbeirat bezeichnet. Vgl. Bundesknapp-
        schaft (2003c).
[486]   Vgl. Schoeller, A. (2003), S. A1042.

chanismen, wie Zugriffregeln (Passwort, automatisches Abmelden usw.) eingefügt. Damit stellten einzelne Anwender die Nutzbarkeit der EPA wegen eines höheren Arbeitsaufwands in Frage. Die Ärzte hatten mentale Probleme mit der EPA und hatten Angst, in ihrem Handeln kontrolliert zu werden. Dafür schoben sie dann Softwareprobleme vor und lehnten am Anfang den Umgang mit der EPA ab. Bei dem KIS traten im Krankenhaus Probleme mit der Benutzerfreundlichkeit und in der Anbindung der Subsysteme an das KIS auf.

Für die Einrichtung einer EPA müssen die Knappschaftsversicherten eine Zusatzerklärung ausfüllen. Ansonsten erhalten sie wie jeder Eingeschriebene ein Gesundheitsbuch, in dem ihre Patientendaten (Stammdaten, Befunddaten, Arztbriefe, Termine, Medikamente) stehen. In der Zusatzerklärung bestimmen sie, welcher Arzt mit der EPA arbeiten darf. Aus diesen Informationen wird ein Berechtigungskonzept für die individuelle EPA erarbeitet. Ein Zugriff auf die EPA ist in Notfällen nicht autorisierten Ärzten möglich. Nach diesem Notfallzugriff bekommt der Patient von der Bundesknappschaft automatisch eine Benachrichtigung. So behält der Patient die Kontrolle über vergebene Rechte und seine EPA.[487]

### 4.2.7.3 Ergebnisse

Die „prosper"-Projekte verlaufen insgesamt erfolgreich. Für eine Begleitforschung wurde eine Referenzgruppe gebildet, welche aus Knappschaftsversicherten bestehen, die nicht am Projekt teilnehmen. Die Einsparungen liegen in Bottrop bei 6-10 % im Saarland bei 12-15 % der Ausgaben. Im Jahr 2000 wurden im Netzwerk Bottrop Einsparungen von 0,77 Millionen Euro[488] und 2001 von ca. 1,02 Millionen Euro erwirtschaftet. Die Zahl der Krankenhausaufenthalte wurde reduziert und die Verweildauerzeiten in drei Jahren von Oktober 1999 an von 12 auf 8,9 Tage gekürzt. So konnten die Kosten im stationären Bereich gesenkt werden. Ein eingeschriebenes

---

[487]  Vgl. Bundesknappschaft (2003a).
[488]  Die Werte wurden in die Währung Euro umgerechnet sowie kaufmännisch auf- und abgerundet.

Mitglied kostete im ersten Quartal 2001 im stationären Bereich 324,20 Euro und ein Versicherter der Referenzgruppe 412,61 Euro. Gleichzeitig sind die Kosten im ersten Quartal 2001 in der ambulanten Versorgung gestiegen. Bei den Eingeschriebenen lagen die Kosten bei 89 Euro, bei der Referenzperson bei 82 Euro.[489]

Die Ersparnisse werden nach Abzug der Verwaltungskosten zu ca. 50 % an die Ärzte ausgeschüttet.[490] Zusätzlich erhalten die Ärzte für die Teilnahme an Qualitätszirkeln pro Sitzung eine finanzielle Aufwandsentschädigung.[491] Die eingeschriebenen Versicherten können, wie sie es in einer Umfrage gewünscht hatten, aus einem Katalog Sachmittel (Blutdruckmessgeräte, Gutschein fürs Fitnessstudio, usw.) wählen. Eine finanzielle Erstattung wurde nicht gewünscht.[492] Ein weiterer Vorteil für eingeschriebene Patienten ist, dass sie bei einer stationären Behandlung ohne Zuzahlung ein Zweibettzimmer belegen können. Die Krankenhäuser werden ebenfalls an den Einsparungen beteiligt. Die Ersparnisse sollen auch dazu eingesetzt werden, die Investitionen in die IT zu refinanzieren und weitere Investitionen zu tätigen.

Unabhängig von den Ersparnissen sind die Beteiligten zufrieden. Die Knappschaftsärzte und Krankenhäuser profitieren durch die EPA, da sie zu einem schnelleren Prozessablauf geführt hat. Die Krankenhäuser konnten die Einweiser an das Haus binden. Bei den Patienten wurde eine halbjährliche Befragung durchgeführt. Die ergab, dass sie „sehr zufrieden sind und dass dem Netz die Treue gehalten wird."[493] Nach Auskunft der Projektbeteiligten haben die Patienten kaum datenschutzrechtliche Bedenken.

Ein Nachteil war die spätere Einführung der EPA. Besser sei es, so berichtete der Projektleiter, wenn mit dem Start der gesamten Vernetzung die Pa-

---

[489]  Vgl. Schlingensiepen, I. (2002a), Schlingensiepen, I. (2002b), Müller, H. (2002).
[490]  Vgl. Kin (2001), Schlingensiepen, I. (2002a).
[491]  Vgl. Akr (2002).
[492]  Vgl. Schlingensiepen, I. (2002b).
[493]  Schoeller, A. (2003), S. A1043.

tienten direkt eine EPA in Anspruch nehmen können. Damit folgen nicht mehrere Erneuerungen aufeinander, was Unsicherheit und weniger Akzeptanz bedeutet. Für die EPA musste zusätzliches Marketing betrieben werden, um die Patienten zu überzeugen. Die Einführung der EPA, so berichtete man, ist davon abhängig, wie der Arzt dem Patienten die Neuerung vermittelt und wie er selbst dazu steht. Aufgrund teilweise fehlender Akzeptanz bei den niedergelassenen Ärzten wurde die EPA nur schleppend eingeführt und wird von einigen nicht richtig benutzt. Das führt dann häufig zu Problemen, da der nächste Arzt die Daten aus dem Gesundheitsbuch manuell in sein PVS geben muss. Die Ärzte, so der erste Vorsitzende des Bundesverbandes der Knappschaftsärzte e. V., finden, dass sich die Zusammenarbeit der Ärzte „unter Netzbedingungen deutlich verbessert"[494] hat. Probleme, die zu Anfang bestanden, wurden durch eine kooperative Arbeit geklärt. Die „erheblichen Anfangsschwierigkeiten"[495] der EPA wurden beseitigt, so dass von der schnellen und strukturierten Bereitstellung der Daten profitiert werden kann. Nach Auskunft eines Beteiligten sollen das KIS und das EPA-Modul demnächst gegen ein anderes System ausgetauscht werden. Zur Weiterentwicklung der Qualität sollen die Behandlungspfade, die in den Qualitätszirkeln erarbeitet wurden, in die EPA integriert werden. Derzeit sind sie nur überwiegend textbasiert und werden nicht sehr häufig verwendet.

## 4.2.8 Gesundheitsnetz Wien

### 4.2.8.1 Allgemeines zum Gesundheitsnetz Wien

In Wien wurde unter dem Namen „Gesundheitsnetz Donaustadt" ein Pilotprojekt gestartet, das eine Vernetzung des Sozialmedizinischen Zentrums Ost - Donauspital aus dem 22. Bezirk und von ca. 30 niedergelassenen Ärzten vorsah. Die ersten niedergelassenen Ärzte, die am Pilotprojekt teilnahmen, waren Ärzte vor Ort mit einem hohen Einweiseranteil, die schon zu-

---

[494] Clade, H. (2003), S. A1043.
[495] Schlingensiepen, I. (2002a).

vor zum Donauspital eine gute Beziehung hatten. Das Pilotprojekt wurde 1998 gestartet, ist 2001 abgeschlossen worden und wird als Teilprojekt in dem Projekt „Gesundheitsnetz Wien" weitergeführt. 2001 wurde für das Projekt eine Arbeitsgemeinschaft mit Vertretern der Wiener Ärztekammer, der Wiener Gebietskrankenkasse und des Wiener Krankenanstaltenverbundes gegründet. Das „Gesundheitsnetz Wien" hat als Ziel „alle Stellen, die an der Gesundheitsversorgung und Patientenbetreuung beteiligt sind, in einem elektronischen Kommunikationsnetz"[496] miteinander zu verbinden. Die Schwerpunktkrankenhäuser sind über das Stadtnetz mit hoher Bandbreite miteinander verbunden und die anderen Anstalten sind mit 2x100 MBit/s Leitungen vernetzt.[497]

## 4.2.8.2 Die elektronische Patientenakte des Netzes

Die Krankenhäuser des Wiener Krankenanstaltenverbunds und dabei als Vorreiter das Donauspital führten schrittweise eine EPA ein, um den beteiligten Wiener Krankenhäusern jederzeit einen schnellen Zugriff auf die alten Patienteninformationen zu geben. So kann ein Arzt aus dem Donauspital auf Patientenformationen zugreifen, die vor einigen Jahren schon im Kaiser-Franz-Josef-Krankenhaus zusammengestellt wurden. Zuvor bestand im Wiener Krankenanstaltenverbund ein Patientenindex, der die unterschiedlichen Aufenthalte registrierte. Das EPA-Archiv erfasst mittlerweile mehr als 15,6 Millionen Befunde.[498]

Die installierte EPA, webOKRA[499], ist von dem eigenen Softwarehaus des Wiener Krankenanstaltenverbandes entwickelt worden und ist eine Intranet-Applikation der dazugehörigen Archivsoftware med.archiv.[500]

---

[496]  Wien (2002a).
[497]  Vgl. Wien (2002c), Toth, H. (2002), S. 2.
[498]  Vgl. Wien (2002b). Toth, H. (2002), S. 3.
[499]  Eine Demo-Version findet man unter
       http://www.igv.co.at/prospekt/webokra/Musterpatientenakte.htm [Stand: 10.10.03].
[500]  Vgl. o. V. (2001).

In die EPA eingetragen werden die Informationen über unterschiedliche
Wege. Zunächst leistet das KIS in jedem Krankenhaus die Basis, um Daten, die elektronisch erstellt werden, aus dem administrativen Bereich und
aus anderen Systemen zu übernehmen. Alte Patientengeschichten oder mit-
gebrachte Befunde und Bilder des einweisenden Arztes werden in die Akte
eingescannt. Bilder, ausgenommen sind Röntgenbilder, werden direkt in
die EPA übernommen. Für die Aufnahmen werden digitale Kameras eingesetzt, um eine qualitativ bessere Leistung zu ermöglichen. Die Röntgenbilder werden im DICOM-Format im PACS archiviert und durch einen Ver-
weis in der EPA direkt verlinkt. Die Röntgenabteilung des Donauspitals ist
mit einem modernen RIS und digitalen Apparaten ausgestattet, so dass
Röntgenbilder digital erstellt, per Bildschirm befundet und direkt in das
PACS gespeichert werden. Bei der Integration der EPA wurden die Projektmitarbeiter aus den verschiedenen Krankenhäusern interdisziplinär ausgewählt. Die schon vorhandenen elektronischen Dokumente wurden vor
der Integration durch die Projektgruppe in eine neue krankenhausübergrei-
fende Struktur gebracht.[501]

Bei dem Donauspital ist man mit der EPA zufrieden. Der Zugriff ist jedoch
manchmal noch ein wenig langsam. Dieses Problem versucht man so
schnell wie möglich zu lösen, da dies Unzufriedenheit bei den Anwendern
erzeugt. Wie auch bei den anderen Projekten gab es Anfangsprobleme, die
zunächst zu einer geringen Akzeptanz bei den Ärzten und anderen Berufsgruppen im Krankenhaus führten. Die Vorbereitung der Einführung der
EPA scheint nicht optimal abgestimmt gewesen zu sein. Bei der Planung
der Mitarbeiterschulung bestanden Schwierigkeiten. Es war nicht klar, wer
geschult werden sollte und wie das Curriculum zu gestalten war. Technische Probleme bestanden aufgrund unterschiedlicher Datenformate der verschiedenen Abteilungssysteme. Akzeptanzprobleme traten durch eine nicht
optimale grafische Oberfläche auf. Nach weiterer Anpassung mit Hilfe der
Benutzer konnte man diesem Problem begegnen. Mittlerweile kommen

---

[501]    Vgl. Toth, H. (2002), S. 3-5.

nach einer Nutzenumfrage 73 % der Anwender mit der Anwendung gut,
wenn nicht sogar sehr gut zurecht. Datenschutzprobleme wurden durch
gemeinsam erarbeitete Konzepte aufgelöst. Die Patienten werden bei der
Anmeldung im Krankenhaus direkt umfassend aufgeklärt und können das
Krankenhaus per Datenschutz-Formblatt schriftlich zur digitalen Datenverarbeitung berechtigen. Eine Verweigerung der Zustimmung kommt nach
Auskunft des Donauspitals so gut wie nie vor. Die Patienten haben Verständnis und betrachten die digitale Datenverarbeitung als eine Verbesserung ihrer Behandlung. Weiter wurden Zugriffsrechte entwickelt, die sich
aus den jeweiligen Gesetzen der Berufsgruppen ableiteten. Den Zugriff auf
die Patientendaten hat der behandelnde Arzt bis zu 90 Tage nach der er-
brachten Leistung. Die Zugriffe werden protokolliert und ausgewertet sowie monatlich mit Hilfe von Stichproben kontrolliert.[502]

### 4.2.8.3 Der Arztbrief des Netzes

Der Arztbrief, der im Netz implementiert wurde, wurde inhaltlich schrittweise erweitert und ist jetzt voll einsatzfähig. Sein Versand erfolgt in zwei
Schritten. Zunächst erfolgt die Erstellung durch den Arzt über das KIS. Der
Arztbrief wird dann freigegeben. Automatisch werden dem Brief auch
Pflege- und auch andere Berichte angehängt. Die elektronische Versendung
des Arztbriefes erfolgt jedoch nur, wenn ihr der Patient zustimmt und der
nachbehandelnde Arzt eine entsprechende Anbindung besitzt.[503]

Im nächsten Schritt erstellt ein System einen Arztbrief in einem standardisierten Datenformat für den elektronischen Versand. Derzeit werden 3
Formate (XML, HyperText Markup Language (HTML) und unformatiertes
Textformat, TXT) verwendet. Entsprechend des Empfängersystems wird
eines von diesen ausgewählt. Deshalb wurde schon im Pilotprojekt ein ös-
terreichweites Ärzteverzeichnis erstellt, das sowohl die Stammdaten der
Ärzte (Name, Ort, Fachrichtung usw.) als auch die Information über deren

---

[502]    Vgl. Toth, H. (2002), S. 6.
[503]    Vgl. IGV (2003).

Systemausstattung beinhaltet. Hierzu wurden das PVS und die Verfügbarkeit über einen Netzanschluss registriert. Das Verzeichnis dient der Adressierung und Versendung und steht jetzt allen Krankenhäusern des Wiener Krankenanstaltenverbundes zur Verfügung. Nach der Bereitstellung des Arztbriefes hat der Provider „Wienkom" die Aufgabe, die Versendung und Statusüberwachung zu veranlassen. Die sichere Kommunikation erfolgt nach den Vorgaben der STRING-Kommission („Standards und Richtlinien für den Informatikeinsatz im österreichischen Gesundheitswesen"), die sich aus unterschiedlich Beteiligten[504] des österreichischen Gesundheitswesens zusammensetzt.[505] Eine Vorgabe ist zum Beispiel, dass die Daten verschlüsselt verschickt und erst beim Empfänger wieder entschlüsselt werden. Der Ärztekammerpräsident Prim. MR Dr. Walter Dorner sieht deshalb keine Datenschutzprobleme für Patienten und Benutzer.[506]

Grundlage des technischen Übermittlungskonzeptes ist die gewöhnliche E-Mail. Der Empfänger holt den Arztbrief vom Server des Providers ab. Dann erfolgt eine automatische Integration in das PVS. Nach dem Empfang des Entlassbriefes steht dem Arzt die EPA des Krankenhauses 90 Tage lang zur Verfügung. Gibt der Patient keine Erlaubnis für eine elektronische Versendung, wird der Arztbrief, nachdem der Arzt ihn freigegeben hat, ausgedruckt und dann in Papierform versendet.

Bei der Arztbriefschreibung gibt es ein ähnliches Problem wie in Deutschland. Die niedergelassenen Ärzte haben nicht die PVS, um die Daten zu empfangen und weiterzuverarbeiten. In Wien wird die Anzahl der schon

---

[504]   Die STRING-Kommission: Österreichische Apothekerkammer, Inst. für Med. Computerwissenschaften - Universität Wien, Abteilung Informatik - Allgemeine Unfallversicherungsanstalt, Inst. für Med. Informatik, Statistik und Dokumentation - Universität Graz, Bundeskonferenz der Verwaltungsdirektoren Österreichischer Krankenanstalten/AKH, Bundeskanzleramt - Abteilung V/3, ÖN-Spiegelgremium Medizinische Informatik, Abteilung EDV - Wiener KAV / Generaldirektion, Institut für Biostatistik und Dokumentation – Universität Innsbruck, EDV-Referat – Österreichische Ärztekammer, BM für Arbeit, Gesundheit und Soziales, Hauptverband der Österreichischen Sozialversicherungsträger.

[505]   Vgl. STRING-Kommission (1998).

[506]   Vgl. IGV (2003).

installierten PVS im Jahr 2002 um die 22 % geschätzt.[507] Der Anteil der
PVS, die Daten empfangen können, dürfte somit sehr gering einzuschätzen
sein. Im Pilotprojekt wurde deshalb den 30 beteiligten niedergelassenen
Ärzten die notwendige Technik zur Verfügung gestellt. Finanziert wurde
die EDV durch die Stadt Wien. Seit 01.01.2003 wird gesetzlich gefordert,
dass die niedergelassenen Ärzte mit den Versicherungsträgern elektronisch
abrechnen sollen. Auch soll ab 2004 die „e-card", die Gesundheitskarte, die
noch vorhandenen Krankenscheine ablösen. Somit werden indirekt die niedergelassenen Ärzte dazu verpflichtet, in EDV zu investieren. Die Arbeitsgemeinschaft hat eine Million Euro zu Verfügung gestellt, damit die Anbieter von Systemen definierte Standards im Bereich der Kommunikation und
in der Ausstattung ihrer Produkte einsetzen. Die Anbieter erhalten bei Einhaltung der Anforderungen siebenhundert Euro für jedes installierte System. Derzeit sind fünf Softwarepakete zertifiziert.[508] Bis jetzt ist trotz der
Gesetzesänderung noch keine umfassende Einführung von Praxis-EDV zu
beobachten, so dass der Ärztekammerpräsident an die Ärzte appelliert, sich
nicht zu verweigern. Die Ärzte sehen dagegen noch keinen Grund für Investitionen, insbesondere in die Befunddokumentation, da das Netz noch
von zu wenigen Kollegen genutzt wird.[509]

Eine elektronische Versendung von Arztbriefen erfolgt aber nicht nur an
niedergelassene Ärzte sondern auch an Wiens ambulante Pflegedienste. Bei
Patienten, die nach ihrem Krankenhausaufenthalt zum Beispiel mit Essen
auf Rädern oder anderen Pflegediensten weiter betreut werden müssen, hat
das Krankenhaus die Verpflichtung, die zuständige Stelle zu informieren.
Das machten die Stationsschwestern früher per Telefon. Die Schwester
musste sich mit einer mündlichen Zusage zufrieden geben und hatte keinen
schriftlichen Beweis für ihre Anordnungen, wenn die Pflegeleistung nicht
oder nicht richtig erbracht wurde. Jetzt werden die Transferberichte elektronisch an die sozialen Einrichtungen gesendet und mit Zusatzinformatio-

---

[507]    Vgl. Ärztekammer Wien (2002).
[508]    Vgl. Ärztekammer Wien (2003).
[509]    Vgl. Ärztekammer Wien (2002).

nen qualitativ aufgewertet. Durch eine Empfangsbestätigung wird sichergestellt, dass ein vollständiger Transfer stattgefunden hat. Somit wird der Ge-
nesungsprozess des Patienten nach seinem Krankenhausaufenthalt optimiert. Zukünftig sollen Einweisungen der Ärzte mit Befunddaten usw. auch
an das Krankenhaus gesendet werden.

**4.2.8.4 Patientenorientierte integrierte Krankenbetreuung**

Ein weiteres Modellprojekt aus Wien soll an dieser Stelle kurz erwähnt
werden, da es das Donauspital als Vorbild hat. Das in den Wiener Bezirken
14-17 gestartete „PIK" (Patientenorientierte integrierte Krankenbetreuung)
wurde im Juli 2002 von der Wiener Gebietskrankenkasse und der Stadt
Wien gestartet und endet im Dezember 2004. Aufgreifen soll das Projekt
ebenfalls die Schnittstellenproblematik. Nach einer Machbarkeitsstudie
wurden 32 Maßnahmen festgelegt, für die jetzt die Umsetzungsmethoden
entwickelt werden sollen. Eine Maßnahme ist die Vernetzung nach einem
Muster ähnlich dem des „Gesundheitsnetzes Donaustadt". Die Machbarkeitsstudie zeigt, dass das Interesse hierfür bei den Krankenhäusern am
stärksten ist. Niedergelassene Ärzte und andere Akteure zeigen sich eher
verhalten, obwohl die Wichtigkeit einer Vernetzung auch von niedergelassenen Ärzten gesehen wird.[510] Derzeit befindet sich das Projekt noch in der
Konzeptionsphase und ist aufgeteilt in mehrere Teilprojekte. Die Umsetzung einer elektronischen Vernetzung wird als schwierig betrachtet, da hohe Investitionen in die IT gemacht werden müssten. Man konzentriert sich
daher auf Maßnahmen, die einfacher umzusetzen sind, zum Beispiel einheitliche Formulare oder eine Absprache zwischen den Akteuren, wie der
Austausch von Informationen ohne EDV erfolgen soll.[511]

---

[510]  Vgl. Ludwig Boltzmann-Institut (2000), S. 35-37.
[511]  Vgl. Wien (2003), PIK (2003).

## 4.3 Schlussfolgerungen

Die oben beschriebenen Projekte zeigen, dass das in Kapitel 4.1 beschriebene Interesse der unterschiedlichen Leistungserbringer an einer kooperativen Versorgung vorhanden ist. Denn auch die derzeit nicht so erfolgreichen Projekte streben mittelfristig eine Kooperation an. Die Krankenhäuser könnten dabei eine Schlüsselrolle einnehmen, da sie teilweise schon eine entsprechende Infrastruktur mit KIS aufgebaut haben und aufgrund der Veränderungen der Rahmenbedingungen im Gesundheitswesen verstärkt Kooperationsmöglichkeiten suchen. Die niedergelassenen Ärzte könnten die ersten Partner der Krankenhäuser werden. Sie würden eine neue Rolle im Verhältnis zum Krankenhaus einnehmen, indem sie die Voruntersuchungen leisten und diese Informationen den Krankenhäusern bereitstellen. Damit wäre es möglich, die Schnittstellenprobleme im medizinischen Behandlungsprozess auf der Makroebene (s. Kapitel 2.2) zu reduzieren.[512]

Außerdem zeigen die einzelnen Projekte, dass ein Interesse daran besteht, den medizinischen Behandlungsprozess mit den in Kapitel 3.2 vorgestellten IT-Instrumenten zu unterstützen. Eine ökonomische Bewertung der einzelnen IT-Instrumente kann aus den Projekten nicht abgeleitet werden, weil keine Evaluationen der IT-Instrumente vorgenommen wurde. Betrachtet man das „prosper"-Projekt und die in Kapitel 3.2 diskutierten Erfahrungen mit den einzelnen IT-Instrumenten, so kann aber festgehalten werden, dass eine integrierte Versorgung mit IT-Unterstützung einen ökonomischen und einen qualitativen Vorteil in der Versorgung erzeugt.

Das IT-Soll-Konzept aus Kapitel 3.4, das eine auf Standards basierende, patientenorientierte und datenschutzrechtliche Vernetzung anstrebt, zeigt, dass dessen Umsetzung in der Praxis auf interne und externe Schwierigkeiten stößt. Diese Probleme führen zu Verzögerungen oder dazu, dass IT-Instrumente gar nicht implementiert werden. Deshalb werden für diese Probleme in Kapitel 5 Lösungsvorschläge bzw. Erfolgsfaktoren erarbeitet,

---

[512]    Vgl. Burchert, H. (2002), S. 47-48, Kassenärztliche Bundesvereinigung (2003a), S. 10.

die dazu beitragen können, dass sich eine größere Anzahl von Akteuren bereit erklärt, neue IT-Instrumente zu implementieren.

# 5. Probleme einer Vernetzung und Lösungsansätze

## 5.1 Probleme bei der Implementierung von Informationstechnologie-Instrumenten

### 5.1.1 Vorüberlegungen

In den oben beschriebenen Projekten gab es bei der Implementierung von IT-Instrumenten grundlegende Schwierigkeiten, die grundsätzlich Hemmnisse für einen effizienten und effektiven Kommunikationsaustausch darstellen können. An dieser Stelle sollen die einzelnen Probleme eingeteilt in Problemfelder anhand von Literatur eingehender diskutiert werden. Die Lösungsmöglichkeiten können interne und externe Erfolgsfaktoren und somit mehrere Problemfelder betreffen. Externe sind solche, die kaum direkt durch die Projektleitung beeinflusst werden können, während sich interne Faktoren von ihr steuern lassen.[581] Sie werden deshalb übersichtlich in Kapitel 5.2 und 5.3 dargestellt. Zudem soll in Kapitel 5.4 näher auf das Krankenhaus eingegangen werden, da ihm bei der Vernetzung von Leistungsanbietern eine wesentliche Rolle zugesprochen wird.[582]

Wie sich aus Kapitel 4.2 ergibt, ist zunächst problematisch, dass die IT-Instrumente, die zum Einsatz kommen, noch nicht ausgereift sind. Außerdem sind die Standards der Datenformate und der Inhalte noch nicht weit genug entwickelt. Weiter treten Datenschutz-, Datensicherheits- und Haftungsfragen auf. Zudem ist ungeklärt, wer die Investitionskosten für die Vernetzung und die IT-Instrumente übernehmen soll. Schließlich treten durch Fehler in der Zusammenstellung des Projektteams Probleme auf. Diese Schwierigkeiten führen häufig zu einer geringen Akzeptanz bzw.

---

[581]    Vgl. Pietzsch, J. B., Gemünden, H. G., Bolz, A. (2000), S. 51.
[582]    Vgl. Burchert, H. (2002), S. 47-48, Kassenärztliche Bundesvereinigung (2003a), S. 10.

114

Motivation der Benutzer. Im Folgenden sollen die einzelnen Problemfelder näher erörtert werden.[583]

## 5.1.2 Problemfeld: Informationstechnologie-Instrumente

Die IT-Instrumente einzelner Anbieter sind zum Teil noch nicht richtig ausgereift. Die Instrumente sind häufig nicht benutzerfreundlich. Hauptsächlich klagen die Benutzer über unübersichtliche und missverständliche Navigationsmöglichkeiten oder Eingabemasken. Auch weichen die bereitgestellten elektronischen Dokumente von den zuvor verwendeten ab und sind nicht an die individuellen Bedürfnisse anpassbar. Zeitlich aufwendige An- und Abmeldeverfahren mit Hilfe von Benutzernamen und Passwort werden ebenso bemängelt. Der Grund dafür könnte sein, dass die HPC (s. Kapitel 3.4.2.2) noch nicht flächendeckend für die einzelnen Berufsgruppen im Gesundheitswesen eingeführt wurde. Hinzu kommt, dass die Systeme teilweise sehr langsam im „Response-Verhalten" sind. Dies kann aber auch an der gesamten EDV-Infrastruktur liegen. Die vorhandene EDV-Infrastruktur ist in einigen Fällen nicht leistungsfähig genug für die Implementierung der neuen Instrumente. Deshalb bauen die Leistungsanbieter eine neue Infrastruktur auf, was höhere Investitionskosten verursacht.[584]

Die Entwicklung der KIS und PVS berücksichtigt teilweise schon die workflow-orientierte Sicht. Dennoch ist es schwierig, die einzelnen IT-Instrumente mit aufzunehmen.[585] Nach Angaben mehrerer Gesprächspartner kann der individuelle Behandlungsablauf des jeweiligen Leistungserbringers nicht ausreichend berücksichtigt werden. Die Systeme haben häufig bestimmte Abläufe vorprogrammiert und lassen sich an die individuellen Arbeitsabläufe nicht anpassen. Die Anwender sind damit nicht zufrieden und nehmen das WMS-Modul erst gar nicht in Betrieb. Ein weiteres Prob-

[583]  Vgl. Dietzel G. T. W. (2002), S. A1418.
[584]  Vgl. Roetmann, B., Zumtobel, V. (2001), S. A892.
[585]  Vgl. Trill, R. (Hrsg.) (2002), S. 56.

lem besteht darin, dass das WMS die Prozesse über das Krankenhaus oder die Arztpraxis hinaus nicht repräsentieren kann und somit nur die eigenen Prozesse unterstützt werden können.[586]

Um ein benutzerfreundliches System zu erhalten, wird häufig versucht, die Systeme in der Einführungsphase zusammen mit den Herstellern anzupassen. Das führt aber zu Verzögerungen des Projektes. Bei Referenzkunden, wie dem PZN, die an der Entwicklung der Instrumente selbst mitarbeiten, treten Anpassungsprobleme teilweise erst gar nicht auf (s. Kapitel 4.2.5).

## 5.1.3 Problemfeld: Standards

### 5.1.3.1 Datenformate

Die Notwendigkeit der einheitlichen Schnittstellen und Standards in den Datenformaten, wie sie in Kapitel 3.4.3. gefordert wurden, zeigt sich bei den Beispielprojekten. Es wird deutlich, dass die Standardisierung der technischen Schnittstellen und der Datenformate immer noch nicht abgeschlossen ist. Als Grund dafür ist, die jeweilige Interessenslage der betroffenen Akteure und der mit der Standardisierung verbundene Aufwand zu vermuten. Die Ärzte und Krankenhäuser sind primär daran interessiert, die medizinische Versorgung zu gewährleisten und ihr Einkommen zu maximieren. Die Industrie versucht, unter den schwierigen Voraussetzungen (s. Kapitel 3.3.3.2) die eigenen Produkte abzusetzen.[587] Die Schnittstellenproblematik ist somit sehr präsent.[588]

Zwar gibt es so genannte Standards, welche die Kommunikation von einzelnen Systemen ermöglichen sollen. Bei näherer Betrachtung sind diese aber nicht immer kompatibel, da die Anbieter einen großen Spielraum bei der Auslegung der Standards haben oder die Dokumentation zu den Standards so umfassend und komplex ist, dass es zu Fehlern kommen kann.

---

[586]  Vgl. Ostermeyer, A. (1997), S. 2.
[587]  Vgl. Salfeld, R., Spang, S. (2001), S. 134.
[588]  Vgl. Brenner, G. (2001), S. 647, Pietzsch, J. B., Gemünden, H. G., Bolz, A. (2000), S. 51.

Einheitliche Testverfahren existieren auch nicht immer. Zum Beispiel ist das EDIFACT-Format bei nur ca. 1 % der KIS in den USA einwandfrei implementiert. Ein nicht ganz so negatives Bild wird in Deutschland beim HL7-Format gesehen. Dort überwiegen die frei ausgelegten die einwandfreien HL7-Schnittstellen. Die KBV hat in ihrer GDT-Dokumentation im Vorwort auf dieses Problem hingewiesen, da einige Medizingeräte-Anbieter das Format frei auslegen.[589]

Bei einer Vernetzung von mehreren niedergelassenen Ärzten und Krankenhäusern entstehen Schnittstellenprobleme, da die PVS mit dem KIS nicht interoperabel sind. Dabei kommt es zwischen niedergelassenen Ärzten und Krankenhaus zu einer Diskrepanz zwischen dem xDT- und dem HL7-Format.

Für die Krankenhäuser bedeutet das, dass sie in der Vorbereitungsphase versuchen müssen, Systeme eines Anbieters zu implementieren, die intern mit den eigenen Subsystemen und extern mit denen der niedergelassenen Ärzte kommunizieren können. In einigen Fällen werden die alten Systeme gegen neue ausgetauscht. Das erfordert weitere finanzielle Mittel und Umsetzungszeit. Zudem berichteten die Projektleiter aus den Krankenhäusern, dass bei den Vorbereitungsgesprächen mit den Systemanbietern teilweise falsche Versprechungen hinsichtlich der Kompatibilität der Systeme gemacht werden.[590] Erst in der Einführungsphase wird häufig erkennbar, dass die Daten nicht fehlerfrei zwischen den Systemen übertragen werden. Lässt sich dieses Problem nicht schnell lösen, kann es zu erheblichen Schwierigkeiten in der Einführungs- und Anwendungsphase kommen, woraus ein Akzeptanzproblem bei den Anwendern entstehen kann.

---

[589] Vgl. Eichelberg, M., Riesmeier, J., Gehlen, S. v., u. a. (2000), S. 44, Kassenärztliche Bundesvereinigung (2003b), S. 1, Noelle, G., Warda, F., Dudeck, J. (1999), S. 122, Zentrum für Telematik im Gesundheitswesen (2003a).
[590] Vgl. Noelle, G., Warda, F., Dudeck, J. (1999), S. 123.

## 5.1.3.2 Kommunikationstechnologien

Bei den Kommunikationstechnologien ist erkennbar, dass diese noch in den „Kinderschuhen" stecken. Bei jeder Technologie gibt es mehrere Funktionen, die weiterentwickelt werden sollen. Ein Problem betrifft die Kommunikation untereinander und mit den KIS und PVS. Diese sind nicht miteinander kompatibel, so dass ein Arzt mit D2D nicht Nachrichten an einen Arzt mit VCS senden kann.[591] Aufgrund der Inkompatibilität der Kommunikationstechnologien können somit nur bestimmte Ärztegruppen miteinander kommunizieren, die zum einen ein passendes System (Datenformatproblematik) besitzen und zum anderen die gleiche Technologie einsetzen.[592] In den Projekten wird jeweils nur eine Lösung eingesetzt. Deshalb kann es dazu kommen, dass das Netz von Leistungserbringern klein ist. Das könnte dazu führen, dass eine kritische Masse, ab der sich ein betriebswirtschaftlicher Nutzen einstellen würde, nur schwer erreicht werden kann. Deshalb könnten potenzielle Benutzer erst gar mitmachen wollen, da sich eine Teilnahme betriebswirtschaftlich für den einzelnen nicht lohnt.

## 5.1.4 Problemfeld: Datenschutz und Datensicherheit

### 5.1.4.1 Rechtliche Rahmenbedingungen

Einerseits zeigen die oben beschriebenen Projekte, dass Probleme auftreten, wenn bei der Erstellung eines Sicherungskonzeptes nicht alle potentiellen Benutzergruppen durch Vertreter beteiligt werden. Schwachstellen des Konzepts werden unter Umständen nicht rechtzeitig entdeckt. Auf Bedenken der Benutzer kann nicht frühzeitig reagiert werden, was zu Akzeptanzproblemen führt.

Andererseits müssen sich die Projektleiter insbesondere bei der sektorübergreifenden Vernetzung von Leistungserbringern mit mehreren Datenschutzbeauftragten auseinander setzen. Dabei treten Differenzen auf, da es

---

[591]   Vgl. Thielscher, C., Schroeders, N. v. (2002), S. 58-59.
[592]   Vgl. Richter-Reichhelm, M. (2001), S. 623.

teilweise Datenschutzanforderungen von unterschiedlichen Stellen gibt, die partiell nicht kompatibel sind. Auch kollidieren die unterschiedlichen Rechtsgrundlagen miteinander.[593] Ärzte halten sich an die Vorschriften des Bundesdatenschutzgesetzes und an ihre Berufsordnung. Bei Krankenhäusern gibt es die spezifischen, häufig unterschiedlichen Anforderungen der Länder und meist zusätzlich die ihrer Träger.[594] Bei der Erstellung des Sicherungskonzepts drängen mehrere Datenschutzbeauftragte auf Berücksichtigung ihrer Anforderungen. Der Leitfaden für „Datenschutz und Telemedizin" kann meist nicht weiterhelfen, da dort keine konkreten Lösungsvorschläge gegeben werden. Die externen Berater, die das Projekt mit betreuen, sehen dies meist als größtes Problem, in das sehr viel Zeit investiert werden muss.

Mangels rechtlicher Rahmenbedingungen für die Telematik ist aus Sicht der Ärzte das wichtige Arzt-Patienten-Verhältnis nicht geklärt, welches aber eine große Bedeutung für das gegenseitige Vertrauen hat.[595]

### 5.1.4.2 Technische Voraussetzungen

Die technischen Anforderungen, die aus dem Sicherungskonzept hervorgehen, wie zum Beispiel eine Verschlüsselung oder eine Absicherung gegen das Eindringen unbefugter Nutzer, sind nach Auskunft der EDV-Mitarbeiter umsetzbar und werden selten bemängelt. Sollten dennoch Probleme auftauchen, die technischer Natur sind, lassen sie sich lösen. Die Instrumente, wie zum Beispiel die EPA, können, wie bei den Projekten gezeigt wurde (s. Kapitel 4.2), in Verbindung mit den Datenschutzstellen entwickelt werden und entsprechen dann deren Anforderungen.

Zu berücksichtigen ist aber, dass die Umsetzung von hohen Sicherheitsanforderungen meistens praktikable Lösungen unmöglich macht. So werden

---

[593]   Vgl. Wienke, A. (2001), S. 629, Bundesbeauftragter für den Datenschutz (2002), S. 4.
[594]   Vgl. Hövelmann, A. (2000), S. 191.
[595]   Vgl. Pietzsch, J. B., Gemünden, H. G., Bolz, A. (2000), S. 50.

Instrumente „schwer bedienbar und teuer und damit unattraktiv"[596] für die Anwender. So kann es zum Beispiel dazu kommen, dass angemeldete Benutzer sich nicht wieder abmelden und jede beliebige Person den Computer benutzen kann oder dass Passwörter weitergegeben werden.[597]

### 5.1.4.3 Qualifizierte digitale Signatur

Die Verwendung der qualifizierten digitalen Signatur bereitet den Leistungserbringern noch Schwierigkeiten. Einzug sollte sie mit weiteren Schlüsselpaaren durch die HPC (3.4.2.2) bei den Ärzten und den anderen Anwendern erhalten. Bis jetzt ist eine HPC nur in kleineren Projekten erprobt und hat noch keine breite Anwendung bei den potenziellen Nutzern gefunden. Bei der HPC sind noch sehr viele Fragen, wie zum Beispiel in welcher Trägerschaft die Ausgabeinstanz geführt werden soll, ungeklärt geblieben. Generell fehlt es, wie beim Sicherungskonzept, an einer einheitlichen Normenvorgabe. Bis jetzt gibt es noch keine einheitliche Lösung, welche die sechzehn Landesdatengesetze und die Vorgaben der Landesdatenschutzbeauftragen berücksichtigt.[598] Deshalb greifen die Anwender in den Projekten auf andere nicht optimale Lösungen (PIN, Softkey oder „normale" Karte) zurück. Diese Lösungen können nicht interoperabel sein, weil zum Beispiel keine einheitliche Basis für die unterschiedlichen Benutzerrollen existiert. Somit kommt es dazu, dass Dokumente nicht geöffnet werden können oder nicht berechtigte Anwender Einsicht haben.[599]

Ein grundsätzliches Problem bei der Verwendung der qualifizierten digitalen Signatur entsteht, wenn unterschiedliche Trust-Center an die Leistungserbringer die qualifizierte digitale Signatur vergeben. Diese sind dann nicht kompatibel. Das heißt, dass Leistungserbringer eines Netzes das gleiche Trust-Center als Anbieter wählen müssen, um problemlos miteinander kommunizieren zu können. Sollte ein niedergelassener Arzt mit mehreren

---

596  Kleinschmidt, P. (2001), S. 627.
597  Vgl. Kleinschmidt, P. (2001), S. 627, Müller-Jones, K., Hütter, R., Koischwitz, K. u. a. (2001), S. 34.
598  Vgl. Iss (2003c).
599  Vgl. Goetz, Ch. F.-J. (2001a), S. 655.

Krankenhäusern kommunizieren wollen, kann es sein, dass er sich mehrere Signaturen ausstellen lassen muss.

Ein weiteres Problem der qualifizierten digitalen Signatur entsteht im Bereich der Archivierung. Eine qualifizierte Signatur hat eine Gültigkeit von fünf Jahren zuzüglich fünf Jahren Aufbewahrungszeit. Das heißt, dass sich die Integrität und Authentizität zehn Jahre lang nachweisen lassen. Die rechtlichen Rahmenbedingungen erfordern aber viel längere Aufbewahrungsfristen. Nach § 28 Abs. 4 RöntgenVO müssen Röntgenbilder zehn Jahre und die Aufzeichnungen über Röntgenbehandlungen dreißig Jahre lang aufbewahrt werden. Gemäß § 11 Abs. 2 (Muster-) Berufsordnung gilt eine mindestens zehnjährige Aufbewahrungsfrist für ärztliche Aufzeichnungen. Somit würden elektronisch archivierte Dokumente nach Ablauf der Gültigkeit der Signatur für Arzthaftungsprozesse an Beweiskraft verlieren. Die Dokumente müssten kurz vor Entfallen der Beweiskraft mit einer neuen Signatur versehen werden. Das würde zu erheblicher Mehrarbeit führen, so dass der Nutzen der IT-Instrumente geschmälert werden würde.

In der Literatur wird vorgeschlagen, die digitale Signatur auch nach dem Ablauf ihrer Gültigkeit als wirksam zu behandeln, wenn sich das vergebende Trust-Center durch die Regulierungsbehörde für Telekommunikation und Post akkreditieren ließe. Diese akkreditierte qualifizierte digitale Signatur würde eine Sicherstellung des Zertifikats von 30 Jahren garantieren, weil das akkreditierte Trust-Center besondere Anforderungen des Signaturgesetzes erfüllen muss. Ein Problem würde somit erst dann auftreten, wenn längere Aufbewahrungsfristen eingehalten werden müssten.[600]

---

[600]    Vgl. Brömmelmeyer, Ch. (2001), S. 659, Zimmermann, I. (2003).

# 5.1.5 Problemfeld: Haftung der Leistungserbringer und des EDV-Mitarbeiters

Aufgrund der neuen IT-Technologien und deren Vernetzung steigt die Anzahl von elektronischen Daten. Damit ergeben sich neue Verantwortungsbereiche für die Benutzer. Trotz der Sicherheitsvorkehrungen, die für den Umgang mit IT-Instrumenten vorgesehen sind, und regelmäßiger Schulungen der Benutzer, gehen diese teilweise immer noch unachtsam mit den Patientendaten um. So kann es durch unrichtige Eingabe, falsche Übermittlung oder versehentliche Einblicke von Dritten zu Haftungsrisiken kommen.[601]

Gleichzeitig erhöht sich das Risiko von Störungen des IT-Systems. Solche können bei Viren-Angriffen, Stromausfall, anderen Angriffen von außen, aber auch bei internen Mängeln auftreten. Eine vollkommene Sicherheit kann selbst das beste Sicherungssystem nicht gewährleisten.[602]

Sollten sich diese Risiken realisieren, ist noch ungeklärt, inwieweit der Verantwortliche dafür haften muss. Der normale Arbeitnehmer haftet persönlich nur, wenn mittlere oder grobe Fahrlässigkeit vorliegt. Ansonsten haftet sein Arbeitgeber. Im Krankenhaus wird den leitenden Angestellten, die EDV-Beauftragte sind, geraten, eine Versicherung abzuschließen.[603] Nach Aussage der Ansprechpartner werden insbesondere niedergelassene Ärzte aufgrund des Haftungsrisikos nicht darin bestärkt, mit IT-Instrumenten zu arbeiten.

---

[601]   Vgl. Beyer-Rehfeldt, A. (2002), Kassenärztliche Bundesvereinigung (2003a), S. 15.
[602]   Vgl. Wallhäuser, M. (2002b), S. 838.
[603]   Vgl. Wallhäuser, M. (2002b), S. 839.

## 5.1.6 Problemfeld: Investitionen und Vergütung des Einsatzes von Informationstechnologie

Der Aufbau einer intersektoralen Vernetzung hat zur Folge, dass hohe Investitionsmittel bereitgehalten werden müssen. Zum einen muss in die neuen IT-Instrumente und in die Infrastruktur investiert werden, zum Beispiel in leistungsfähige Computer, in Kartenlesegeräte und in Netzstrukturen (Datenleitungen). Zu diesen einmaligen Investitionen kommen die jährlichen Betriebskosten für die Wartung oder Reparatur der Systeme. In zeitlichen Abständen müssen die veralteten Systeme modernisiert werden. Durch die steigende Anforderung in Bezug auf die Datenhaltung wird es unumgänglich sein in regelmäßigen Abständen bspw. die Datenbankserver zu erneuern.[604]

Umstritten ist, wer die so entstehenden Kosten tragen soll. Diese Frage wurde schon in Kapitel 3.2.4.2 im Zusammenhang mit der Einführung des elektronischen Rezepts angesprochen. Dort wurde gezeigt, dass die Kosten nicht immer von demjenigen getragen werden, der von dem betriebswirtschaftlichen Nutzen profitiert. Einzelne Akteure haben dabei die Befürchtung, dass eine Refinanzierung schwierig sein könnte, was durch das Problem einer nicht abschätzbaren Amortisationszeit verschärft wird. Diese ist abhängig von der Anzahl der Teilnehmer an einer Vernetzung, die sich freiwillig beteiligen können. Dieses so genannte „Investor-Nutzen-Dilemma"[605] führt zu Konflikten zwischen den einzelnen Akteuren des Gesundheitswesens. Zudem ist der Nutzen häufig nicht transparent und daher unbekannt. Der betriebswirtschaftliche Nutzen ergibt sich meist aus einer globalen Nutzenbewertung, so dass die einzelnen Leistungserbringer den individuellen Nutzen nicht direkt erkennen.[606] Ein Hauptnutzer ist der Kostenträger, da er von den Einsparungen durch die effizientere und effektivere Behandlung (Wegfall von Doppeluntersuchungen usw.) profitiert. Die Sys-

---

[604]  Vgl. Richter-Reichhelm, M. (2001), S. 623.
[605]  Pietzsch, J. B., Gemünden, H. G., Bolz, A. (2000), S. 49.
[606]  Vgl. Brenner, G. (2001), S. 647.

teme sind aber beim Arzt oder im Krankenhaus installiert. Es scheint deshalb schwierig zu sein, eine Kosten-Nutzen-Analyse durchzuführen.

Bei der Diskussion darüber, wer die Investitionen mitzutragen hat, ergibt
sich folgendes Bild: Aus der Sicht der Krankenkassen ist die Telematik ein
Feld, das sich noch in der Entwicklungsphase befindet. Deshalb halten sie
es für unmöglich, die Telematik zu finanzieren, da diese Aufgabe dem
Staat bzw. dem privaten Bereich zukommen sollte. Die einzige Möglichkeit, sich an der Telematik-Einführung zu beteiligen, sei die Ausrichtung
und Finanzierung von Fachtagungen.[607] Die niedergelassenen Ärzte, wie
man am Beispiel des PZN-Projektes sieht, sind nicht bereit, in die entsprechende Hard- und Software zu investieren, weil sie nicht erkennen, welchen betriebswirtschaftlichen Nutzen sie davon haben würden. Die von der
KBV geforderte langfristige, zukunftsorientierte Sicht bei einer Investiti-
onsentscheidung wird bei ihnen vermisst. Stattdessen wird kurzfristig geplant, was dazu führt, dass die betriebswirtschaftlichen Nutzenpotenziale
nicht mit einfließen.[608] Das PZN hat sich deshalb zunächst dazu entschlos-
sen, mit wenigen, ausgewählten Ärzten eine solche Infrastruktur aufzubau-
en.[609]

Bei der Abrechenbarkeit von Leistungen entsteht ein ähnliches Dilemma.
Derzeit ist die Telematik mit ihren Anwendungen noch keine Leistung, die
im Sozialgesetzbuch geregelt bzw. im Leistungskatalog berücksichtigt
wird. Somit bezahlt die Krankenkasse derartige Leistungen nicht und die
Anwender erhalten keinen finanziellen Ausgleich. Eine einheitliche Regelung zu finden wird schwierig sein, da die Krankenkassen nach dem heuti-
gen Stand eine solche ablehnen. Die Telematik beinhaltet aus ihrer Sicht
Instrumente für die Leistungserbringung, die „die medizinische Arbeit direkt unterstützen und unter anderem für Arzt und Patienten eine multimedi-
ale Dokumentation der medizinischen und administrativen Inhalte der Ver-

---

[607]   Vgl. Heckenstaller, H. (2002), S. 40.
[608]   Vgl. Richter-Reichhelm, M. (2001), S. 623.
[609]   Vgl. Pietzsch, J. B., Gemünden, H. G., Bolz, A. (2000), S. 50.

124

sorgung herstellen"[610] sollen. Die Telematik ist somit nur ein „Hilfsmittel zur Überwindung von Entfernungen."[611] Dagegen fordern die Verbände für die neuen Leistungen eine entsprechende Vergütung. Diesen Konflikt gilt es zu lösen.

## 5.1.7 Problemfeld: Projektteam

Bei den IT-Projekten sind verschiedene Interessensgruppen zu berücksichtigen. Diese haben unterschiedliche finanzielle, technische, organisatorische und soziale Betrachtungsweisen. Deshalb sollte eine Projektleitung mit einem Projektteam die Umsetzung vornehmen. So können die komplexen Anforderungen analysiert und Kompromisse interessenübergreifend entwickelt werden. Bei einem falsch zusammengesetzten Projektteam könnten die Vorbildfunktion und die Durchsetzungskraft dieses Teams in der Einführungsphase fehlen. Den Projektteams, die nicht auch aus medizinischem und pflegerischem Personal bzw. Sprechstundenhilfen zusammengesetzt sind, kann es an Fachkenntnissen aus diesen Bereichen fehlen. Bei der Abbildung von Behandlungsprozessen müsste man dann auf sekundäre Informationen zurückgreifen.[612]

Ein Problem besteht in der zur Verfügung stehenden Zeit der Projektmitarbeiter. Insbesondere die Freistellung von Ärzten ist schwierig, weil sie grundsätzlich mit der Betreuung der Patienten ausgelastet sind. Bei den IT-Mitarbeitern ist dies teilweise nicht anders, da die Abteilungen unterbesetzt sind und entsprechendes Fachpersonal fehlt, um ihre Aufgaben zu erfüllen.[613] Deshalb kommt es sogar vor, dass einzelne Teamsitzungen ausfallen müssen und damit die zeitlichen Vorgaben für das Projekt nicht eingehalten werden können. Hinzu kommt, dass dem Fachpersonal aufgrund von veränderten Prioritäten kurzfristig andere Aufgaben zugewiesen werden. Das geschah, wie beim Bonner Gesundheitsnetz häufig, wenn kein mittel- bzw.

[610] Heckenstaller, H. (2002), S. 39.
[611] Heckenstaller, H. (2002), S. 40.
[612] Vgl. Ash, J. S., Gorman, P. N., Lavelle, M. u. a. (2000).
[613] Vgl. Trill, R. (Hrsg.) (2002), S. 214, 223-224.

langfristiger IT-Plan aufgestellt worden war. Hier wurde die Einführung
der EPA zu Gunsten der DRG zurückgestellt. In diesen Fällen kann sich
das Projekt verteuern, denn die laufenden Kosten fallen trotzdem an.

Für die Projektleitung ist es wichtig, die verschiedenen Interessensgruppen
zu koordinieren und Kontroversen zu lösen. Teilweise sind die Projektleiter
nicht gut genug ausgebildet, um eine vielfältige Gruppe zu führen. Häufig
kommt es bei Unstimmigkeiten vor, dass die EDV-Mitarbeiter zwischen
den Gruppen stehen und vermitteln müssen.[614]

## 5.1.8 Problemfeld: Akzeptanz

### 5.1.8.1 Benutzer

Bei der Einführung von IT-Instrumenten ist nicht davon auszugehen, dass
alle Beteiligten sofort überzeugt sind. In allen beschriebenen Projekten ak-
zeptierten die Benutzer die IT-Instrumente zunächst nicht vorbehaltlos.
Dies lag an den in den Kapiteln 5.1.2 bis 5.1.7 aufgeführten Schwierigkeiten. Hinzu kommen weitere Akzeptanzprobleme, die sich den Phasen des
Projektablaufs zuordnen lassen.

Die Projekte zeigten, dass die Mitarbeiter in der **Vorbereitungsphase** be-
fürchten, durch die Technisierung und die Veränderung der Prozesse ent-
behrlich zu werden. Dies trifft hauptsächlich auf die Pflegekräfte zu. Die
Ärzte lehnen den IT-Einsatz ab, weil sie einen größeren Arbeitsaufwand
erwarten. Dazu kommt das Problem, dass das Wissen der Ärzte über IT-
Systeme gering ist, weil sie im Umgang mit IT nicht geschult sind. Zudem
überfordert die Ärzte das durch die IT-Systeme geforderte interdisziplinäre
Arbeiten. Ein weiteres Problem ist die Mitarbeitermotivation insgesamt.
Sie ist meistens bei Anwendern niedrig, wenn bei ihnen alte, etablierte Sys-

---

[614]    Vgl. Roetmann, B., Zumtobel, V. (2001), S. 40.

teme ausgetauscht werden. Dort entsteht häufig Widerstand gegen die neu-
en IT-Systeme.[615]

Ein weiteres Problem tritt in der Vorbereitungsphase auf, wenn nicht frühzeitig geklärt wird, wer für die Altdatenübernahme zuständig ist. Bei den
elektronischen Daten wird sich die EDV-Abteilung darum kümmern. Hier
ist problematisch, dass die Daten nicht reibungslos übernommen werden
können. Die Zuständigkeitsfrage stellt sich bei den Papierakten, die sich im
Archiv befinden. Diese müssten eingescannt werden, damit später elektronisch mit ihnen gearbeitet werden kann. Hier lässt sich wegen des Arbeitsaufwands schwer eine Einigung finden. Eine Vergabe an eine Fremdfirma
ist zwar möglich, wird aber erst spät in die Überlegungen einbezogen. Sollen die Papierakten parallel benutzt werden, könnte es schwierig sein, die
Benutzer davon zu überzeugen, dass die neuen IT-Systeme wirklich benötigt werden.[616]

In der **Einführungsphase** arbeiten die Benutzer zum ersten Mal mit den
neuen Instrumenten. Diese werden nicht akzeptiert, wenn die Benutzer
nicht ausreichend geschult werden oder die Systeme nicht benutzerfreundlich sind (s. Kapitel 5.1.2). Die Schulungen sind häufig schlecht aufgebaut,
nicht auf die Bedürfnisse der jeweiligen Berufsgruppe abgestimmt und es
gibt schlechte Trainer. Jedoch sind auch die Ärzte häufig nicht bereit, sich
schulen zu lassen und stören mehr als das sie neues Wissen aufnehmen
wollen.[617]

In der **Anwendungsphase** entstehen Akzeptanzprobleme, wenn technische
Mängel auftreten, diese der EDV-Abteilung gemeldet und nicht schnell genug behoben werden. Der Anwender fühlt sich in einer solchen Situation
allein gelassen und ist daher unzufrieden. Eine geringe Akzeptanz und Des-
interesse führen zu heimlichen Blockaden und teilweise zu einer Nichtinan-
spruchnahme der Instrumente. Ein Problem könnte auch auftreten, wenn

---

[615] Vgl. Milde, B., Winnemöller, Ch. (2002), S. 250-251.
[616] Vgl. Trill, R. (Hrsg.) (2002), S. 186.
[617] Vgl. Milde, B., Winnemöller, Ch. (2002), S. 248-249.

die EPA von (unzufriedenen) Benutzern nicht mit genügenden Daten ge-
füllt wird. Hier kann es zu einem Schneeballeffekt kommen. Die Benutzer,
die bestimmte Daten benötigen, finden diese nicht und werden selbst zu
unzufriedenen Benutzern.[618]

Große Anwendungsprobleme entstehen bei den **niedergelassenen Ärzten.**
Sie können meist mit ihrer EDV nicht umgehen, da hauptsächlich ihre Angestellten damit arbeiten. Aufgrund von Zeitmangel ist die Bereitschaft der
Ärzte, den Umgang mit dem Computer zu erlernen, gering. Dazu kommt,
dass die Ärzte den Vorteil des elektronischen Datenaustausches mit Kollegen und dem Krankenhaus nicht erkennen. Für sie stehen die hohen Investitionskosten im Vordergrund (s. Kapitel 5.1.6) und eine fehlende Vergütung für die neuen Leistungen wird ebenfalls kritisiert. Somit werden IT-
Instrumente häufig nicht akzeptiert.[619]

Auch das **Alter** des Benutzers kann eine Rolle spielen. Jüngere Ärzte sind
gegenüber IT-Systemen aufgeschlossener. In einigen Krankenhäusern wird
es bald einen Generationenwechsel bei den Ärzten geben, so dass in neue
Systeme investiert werden wird. Es darf aber nicht unberücksichtigt bleiben, dass ältere Ärzte ebenso innovativ sein können.[620]

**5.1.8.2 Patient**

Der Patient ist selbst nicht an der Implementierung der Instrumente beteiligt, dennoch nimmt er eine wichtige Position ein. Wie in den Kapiteln 2.1
und 2.2 beschrieben, steht er im Mittelpunkt des Behandlungsprozesses.
Ohne ihn und seine Akzeptanz könnte ein IT-Instrument nicht optimal genutzt werden.[621] Der Einsatz, so fordert es das derzeitige Recht, ist freiwillig und bedarf seiner persönlichen Einwilligung, die auch den Umfang be-

---

[618]    Vgl. Roetmann, B., Zumtobel, V. (2001).
[619]    Vgl. Richter-Reichhelm, M. (2001), S. 623.
[620]    Vgl. Af (2003).
[621]    Vgl. Thielscher, C., Schroeder, N. v. (2002), S. 60.

stimmt, in dem seine Daten den Leistungserbringern zu Verfügung stehen.[622]

Das „prosper"-Projekt und das „Wiener Gesundheitsnetz" zeigen, dass die Patienten generell dazu bereit sind, dass die Akteure neue IT-Instrumente für ihre Behandlung einsetzen. Dennoch hatten sie anfangs Bedenken und traten dem Einsatz skeptisch gegenüber. Beim „prosper"-Projekt wird dies bei der später eingeführten EPA deutlich. Es musste zusätzlich Marketing betrieben werden, bis sie von den Patienten angenommen wurde. Dabei stellt der Arzt als direkter Vermittler zum Patienten einen kritischen Faktor dar. Es wurden Erkenntnisse dementsprechend gewonnen, dass Patienten, die zu Ärzten gehen, die mit Begeisterung hinter der EPA stehen, die Patienten eher zur Teilnahme überzeugen können, als Ärzte, die die EPA nicht nutzen. Interessant ist, wie der Projektleiter von „prosper" berichtete, dass Personen, die sich im Krankenhaus befinden, und dort über die Vorteile aufgeklärt werden, häufig bereit sind, ihre EPA freizuschalten. Ähnliches berichtete man vom „Wiener Gesundheitsnetz" hinsichtlich der Erlaubnis für die elektronische Arztbriefversendung. Das lässt darauf schließen, dass der Patient über den Nutzen der neuen IT-Instrumente kaum aufgeklärt ist.[623] Somit ist eine Nutzen-Risiko-Abwägung für den Patienten nicht möglich.

Ein weiterer Punkt ist die geringere Akzeptanz der Technik allgemein. Das Arzt-Patienten-Verhältnis wurde in der Roland Berger Studie 1998 als gut bezeichnet. Durch die Technik würde ein neues Element hinzukommen, das den Ablauf stören und das persönliche Verhältnis, welches viele Patienten zum Arzt haben, verschlechtern könnte. Diese Entpersonalisierung kann zu einem Vertrauensverlust im Arzt-Patienten-Verhältnis und somit dazu führen, dass der Patient die IT-Instrumente nicht akzeptiert.[624]

---

[622] Vgl. Bundesbeauftragter für den Datenschutz (2003), S. 146.
[623] Vgl. Thielscher, C., Schroeders, C. (2002), S. 60.
[624] Vgl. Roland Berger (1997), S. 100.

In der Literatur wird der Faktor „Patient" überwiegend im Zusammenhang
mit dem Thema Datenschutz diskutiert. Vor allem wird die Besorgnis der
Patienten erkannt, zum „gläsernen Patienten" zu werden. Dazu gehört insbesondere das Risiko, dass Dritte Patientendaten einsehen und davon bei
Entscheidungen, die weitreichende Folgen haben, Gebrauch machen können, zum Beispiel beim Vorstellungsgespräch, beim Abschluss eines Kre-
ditvertrages oder einer Versicherungspolice. Zudem wird der Informati-
onsmissbrauch von Krankenkassen oder Pharmaunternehmen diskutiert.[625]

## 5.1.9 Problembewältigung verschlafen?

Eine 1995 durchgeführte Umfrage[626] zur EDV-Situation in Krankenhäusern
beschäftigte sich mit der Frage, welche Schwierigkeiten bei der Einführung
von EDV bestehen. Das am meisten genannte Problem ist der Eingriff in
die schon länger bestehende Organisationsstruktur und die Prozessabläufe.
Je länger diese bestehen, desto schwieriger ist es zu erreichen, dass der
Anwender die IT-Instrumente akzeptiert. Eine weitere Schwierigkeit, die
auf der Rangfolge auf Platz 4 von 25 landete, ist die kontinuierliche Schulung der Mitarbeiter, da diese wahrscheinlich aus dem Routinebetrieb genommen werden müssen. Dennoch ist die Schulung wichtig, da die Mitar-
beiterqualifikation nicht ausreicht (Rang 9). Ein weiteres Problem (Rang 2)
ist das fehlende Fachpersonal. Die Umfrage wies 55 % der Krankenhäuser
aus, die EDV-Fachpersonal einsetzen. Überwiegend hat aber ein Krankenhaus nur eine einzige Fachkraft in einem Haus. Weitere Probleme waren
die Oberflächengestaltung und Benutzerfreundlichkeit, fehlende standardisierte Datenformate oder die Datenverluste bei einem Systemwechsel.

Bei der Beurteilung der System-Anbieter wurden diese nur mit ausreichend
bewertet, weil es nicht möglich war, das System individuell anzupassen.
Genauso schlecht wurde das fachliche Wissen der Mitarbeiter der Anbieter,
beurteilt. Die Krankenhäuser forderten schon damals von den Anbietern

---

[625]    Vgl. Bachmeier, R. (2001), S. 146.
[626]    Vgl. Böse, J., Evers, Y. (1996).

stärker auf ihre Bedürfnisse einzugehen. Dagegen wurden die Datenschutz-
und Datensicherungskonzepte mit gut bewertet.

Bei der damaligen Umfrage ist zu beachten, dass sie überwiegend auf Ver-
waltungssysteme abstellte, da andere Systeme im Bereich der Pflege und
Medizin zu der Zeit jeweils nur zu ca. 18 % in den Krankenhäusern installiert waren. Aber wie sich zeigt, sind die Schwierigkeiten von 1995 bis jetzt
nicht vollständig behoben worden. Man beschäftigt sich in der aktuellen
Diskussion mit fast den gleichen Problemen wie 1995.

## 5.2 Externe und interne Erfolgsfaktoren

### 5.2.1 Vorüberlegungen

Werden die in Kapitel 5.1 beschriebenen Probleme einer Lösung zugeführt,
können IT-Instrumente den Behandlungsprozess unterstützen und für einen
effizienten und effektiven Kommunikationsaustausch sorgen. Dafür müssen grundsätzlich „inhaltliche, technische, ökonomische und rechtliche
Rahmenbedingungen"[627] verändert werden. Zur Zeit existieren keine bun-
deseinheitlichen Bedingungen, sondern es bestehen länderspezifische bzw.
regionale oder projektbezogene Voraussetzungen. Diese Schwierigkeit geht
zwar nicht aus der Modellanalyse (s. Kapitel 4.2) hervor, da dort regionale
Projekte untersucht werden, verhindert aber eine großflächige bzw. bun-
desweite Vernetzung.[628] Außerdem müssen die IT-Instrumente weiter entwickelt werden. Berücksichtigt man, dass die Krankenhäuser an einer Vernetzung das größte Interesse haben (s. Kapitel 4.1), so müssen sie bei der
Implementierung von IT-Systemen generell organisatorische Bedingungen
beachten.[629]

---

[627] Zipper, M. (2001), S. 638.
[628] Vgl. Kautz, H. (2003).
[629] Vgl. Zipper, M. (2001), S. 637.

# 5.2.2 Veränderung der Rahmenbedingungen durch Politik und Verbände

### 5.2.2.1 Einheitliche Regelungen für den Umgang mit Daten

Die in Kapitel vier beschriebenen Projekte stellen Insellösungen dar. Will man eine flächendeckende Vernetzung erreichen, müssen einheitliche Voraussetzungen geschaffen werden.[630]

Eine einheitliche **medizinische Dokumentation** wird durch inhaltliche Vorgaben für die Erhebung von Patientendaten erreicht. So stehen jedem Leistungserbringer dieselben Informationen zur Verfügung. Um Missverständnisse auf semantischer Ebene zu vermeiden, sind sprachliche Standards einzuführen. Werden dieselben Begriffe verwendet, kommt es nicht zu Fehlinformationen. Einer gesetzlichen Lösung könnte eine Regelung durch die auf Bundesebene agierenden Verbände vorzuziehen sein. So könnte das Fachwissen in diesem Bereich genutzt werden. Auch Vorgaben der Europäischen Union und anderer internationaler Vereinigungen sind zu beachten.[631]

Die zahlreichen, divergierenden **Datenschutzbestimmungen** lassen nicht immer eine einheitliche Linie erkennen und stellen ein großes Hindernis bei der Aufstellung von Sicherungskonzepten dar (s. Kapitel 5.1.4.1). Um eine Vernetzung zu vereinfachen, sollte der Gesetzgeber die bestehenden Bestimmungen weiter spezifizieren.[632] Problematisch ist, dass die Regelungskompetenz im Bereich des Datenschutzes von mehreren Körperschaften wahrgenommen wird. Eine einheitliche Regelung könnte also nur durch einen Kompromiss erreicht werden, der einen langwierigen Einigungsprozess voraussetzt.

---

[630] Vgl. Gesellschaft für Versicherungswissenschaft und -gestaltung e. V. (2001), S. 17-18, Lübke, N. (2000), S. 105, Roland Berger (2002), S. 8.
[631] Vgl. Dietzel, G. T. W. (2001), S. 16-19, Dietzel, G. T. W., Winter, St. F. (2002), S. 16.
[632] Vgl. Pietzsch, J. B., Gemünden, H. G., Bolz, A. (2000), S. 50.

Die offenen **Haftungsfragen**, die beim Umgang mit den neuen Technologien entstehen, führen insbesondere bei einer immer größer werdenden Datenmenge zur Verunsicherung der Benutzer (s. Kapitel 5.1.5). Für ein vorbehaltloses Arbeiten mit IT-Instrumenten ist Rechtssicherheit erforderlich. Deshalb sollte der Gesetzgeber die auftretenden Haftungsfragen gesetzlich regeln. Dann könnten die Benutzer das von ihnen eingegangene Risiko erkennen und sich entsprechend absichern.[633] Unabhängig davon sollten die Institutionen selbst ihre Mitarbeiter durch Schulungen auf die Risiken mit dem Umgang sensibler Daten aufmerksam machen und so Haftungsrisiken vorbeugen.[634]

### 5.2.2.2 Träger der Investitionskosten und Möglichkeiten der Vergütung

Dem in Kapitel 5.1.6 erörterten „Investor-Nutzen-Dilemma" gilt es zu begegnen. Zunächst sollten die einzelnen Akteure über den Nutzen der IT-Instrumente aufgeklärt werden. Dabei ist nicht nur die qualitative Verbesserung des Behandlungsprozesses zu berücksichtigen, sondern es müssten die Rationalisierungspotenziale und Kosteneinsparungen transparent dargestellt werden. Diese Aufgabe könnte eine einrichtungsübergreifende Institution übernehmen, die Wirtschaftlichkeitsuntersuchungen der einzelnen Systeme durchführt und Empfehlungen ausspricht.[635]

Der Gesetzgeber sollte versuchen, mit den einzelnen Verbänden eine Lösung des finanziellen Ausgleichs zwischen den wirtschaftlichen Gewinnern und Verlierern zu finden, da die unmittelbar Beteiligten auf ihren Argumenten beharren.[636] Ansonsten könnten sich die Anschaffungen noch weiter hinauszögern. Betrachtet man die positiven Beispiele des „prosper"-Projekts oder des „Gesundheitsnetzes Wien", sieht man, dass bei einer Anschubfinanzierung die niedergelassenen Ärzte durchaus bereit sind, IT-

---

[633]  Vgl. Wienke, A. (2001), S. 630-631.
[634]  Vgl. Beyer-Rehfeldt, A. (2002), S.191.
[635]  Vgl. Pietzsch, J. B., Gemünden, H. G., Bolz, A. (2000), S. 50.
[636]  Vgl. Schroeder, U. (2003), S. 38.

Instrumente einzuführen. Ebenso ist es möglich, die Investitionskosten durch Mittel aus den später erzielten Einsparungen zu refinanzieren und die laufenden Kosten ebenfalls mit diesen Mitteln abzudecken.

Das nächste Problem, das es zu lösen gilt, ist die Vergütung der neuen Leistungen. Hierfür sollte man diese in den Leistungskatalog aufnehmen. So lassen sich die laufenden Kosten decken und für die Leistungserbringer besteht ein Anreiz, IT-Systeme zu implementieren. Zusätzlich könnte man zeitlich befristet eine zusätzliche Komponente zu der normalen Vergütung einführen. Außerdem könnte man die in einer vernetzen Versorgungsgruppe eingesparten Kosten zu einem gewissen Teil an die Ärzte ausschütten, wie dies beim „prosper"-Projekt geschehen ist. Das Problem der Vergütung wird sich nur lösen lassen, wenn es gelingt, die Kosten und den Nutzen der neuen Instrumente zu ermitteln. Je deutlicher diese den einzelnen Akteuren zugeordnet werden können, desto einfacher wird es sein herauszuarbeiten, wer wie vergütet wird und wer wie viel zur Finanzierung beitragen muss.[637]

### 5.2.2.3 Akzeptanzverstärkende Maßnahmen

Die **Anwenderakzeptanz** ist ein Erfolgsfaktor, der darüber entscheiden kann, ob ein Projekt erfolgreich ist oder nicht.[638] Die oben beschriebenen Lösungsvorschläge für Datenschutz, Investitionskosten und Standardisierung werden die Akzeptanz fördern.[639] Zudem könnte eine Verbesserung der Akzeptanz erreicht werden, wenn der Nutzen der IT-Instrumente den Anwendern besser bekannt wird und ein entsprechendes Anreizsystem aufgebaut wird.

Der **Nutzen** der IT-Instrumente ist häufig nicht erkennbar. Gerade deshalb kommt es zu Akzeptanzproblemen bei den potentiellen Anwendern, insbesondere bei den Ärzten (s. Kapitel 5.1.8.1). Unwissenheit und Ängste könnten durch Aufklärungsarbeit der Verbände beseitigt werden. Diese sollten

---

[637]    Vgl. Burchert, H., Müller, J.-U. (1999), S. 48.
[638]    Vgl. Pietzsch, J. B., Gemünden, H. G., Bolz, A. (2000), S. 50.
[639]    Vgl. Vetter, R. (2001), S. 665.

zusammen mit der Politik für die neuen Möglichkeiten werben und ihre
Vorteile verdeutlichen. Insbesondere den Ärzten sollten verpflichtende
Weiterbildungsmaßnahmen angeboten werden. Damit erlernen sie den
Umgang mit der EDV und erfahren praktisch die neuen Nutzenpotenziale.[640] Wird die medizinische Dokumentation mit IT-Unterstützungssyste-
men erst einmal eingesetzt, hat sich im PZN gezeigt, dass die Benutzer
nicht zu alten Methoden zurückkehren wollen.[641] Bei der Aufklärung können sich aber Schwierigkeiten ergeben, weil einige Verbände ein geringes
Interesse an der Vernetzung und den daraus möglicherweise entstehenden
organisatorischen Veränderungen haben (s. Kapitel 4.1). Der Politik könnte
somit eine bedeutende Rolle zukommen.

Die Politik und die Selbstverwaltungen müssen **Anreizsysteme** für die Benutzer schaffen, um sie für die neuen Technologien zu begeistern. Ein solches Anreizsystem kann sowohl positive Anreize, als auch Sanktionen
beinhalten. Ein positiver Anreiz wäre eine Vergütung der elektronischen
Dokumentationsleistung wie in Kapitel 5.2.2.2 beschrieben. In einem
Krankenhaus könnte man die Beförderung eines Mitarbeiters an die Erler-
nung von EDV-Kenntnissen und die Mitarbeit bei solchen Projekten knüp-
fen. Als Sanktion wäre denkbar, dass Regelungen die Benutzer dazu ver-
pflichten, elektronische Dokumentation zu betreiben, da sie ansonsten mit
Abstrichen bei der Vergütung zu rechnen haben. Damit die Verbände moti-
viert werden, die neuen Technologien zu unterstützen, könnte der Gesetzgeber ihnen neue Kompetenzen einräumen. Hier ist an die häufig umstrittenen KVen zu denken, die sich als Rechenzentren und Trust-Center etablie-
ren könnten und so mittelfristig weiter bestehen würden.[642]

Der **Patient** nimmt, wie in Kapitel 5.1.8.2 dargestellt, eine Schlüsselrolle
ein und hat Bedenken hinsichtlich der Sicherheit seiner Daten. Technisch,
so wird vom Direktor beim Bundesbeauftragten für den Datenschutz fest-

---

[640]  Vgl. Richter-Reichhelm, M. (2001), S. 623.
[641]  Vgl. Stadler, J. (2002b), S. 962.
[642]  Vgl. Thielscher, C., Schroeders, N. v. (2002), S. 61.

gehalten, sind die Sicherheitsmechanismen schon sehr weit entwickelt und gelten als fast sicher.[643] Dies zeigt sich auch in den beschriebenen Projekten, da die eingesetzten IT-Instrumente zuvor zertifiziert wurden. Die Angst vor etwas Neuem muss durch Aufklärungsarbeit hinsichtlich der Risiken aber auch des Nutzens abgebaut werden.[644]

Für die Aufklärungsarbeit kämen die Akteure des Gesundheitswesens in Frage. Insbesondere die Krankenkassen, Ärzte, Krankenhäuser und Patientenverbände könnten dazu beitragen. Zum einen könnten die Krankenkassen den Patienten durch Patientenmitteilungen, in ihren Mitgliederzeitschriften oder durch Informationsveranstaltungen informieren. Die Wirkung kann nicht genau abgeschätzt werden, da, wie oben (s. Kapitel 5.1.8.2) beschrieben, teilweise befürchtet wird, dass die Krankenkassen Informationen missbrauchen, die als Daten gespeichert sind. Besser dürfte deshalb die Wirkung der Information durch den Arzt bzw. das Krankenhaus sein. Das schon als gut beschriebene Arzt-Patienten-Verhältnis kann dazu beitragen, dass die Ärzte die Patienten überzeugen können. Dies zeigte sich teilweise auch beim „prosper"-Projekt. Der Arzt kann darauf hinweisen, dass seine Arbeit mit den IT-Instrumenten unterstützt und nicht durch sie ersetzt werden soll. Hierbei ist problematisch, dass zunächst der Arzt überzeugt werden muss, da er sonst nicht die Person sein wird, die die Patienten überzeugen kann. Die Interessensgruppen der Patienten sollten ebenfalls durch Informationsveranstaltungen ihre Mitglieder beraten.

Eine weitere Möglichkeit, die bedacht werden sollte, ist das Setzen von Anreizen. Diese können direkt mit dem Versicherungsbeitrag, zum Beispiel durch Beitragsrabatte, verbunden werden.[645] Man könnte auch Gutscheine und Sachleistungen einsetzen, wie dies im „prosper"-Projekt gemacht wurde (s. Kapitel 4.2.7.3).

---

[643]    Vgl. Bachmeier, B. (2001), S. 155.
[644]    Vgl. Thielscher, C., Schroeders, C. (2002), S. 60.
[645]    Vgl. Thielscher, C., Schroeders, C. (2002), S. 60.

## 5.3 Weiterentwicklung der Informationstechnologien

### 5.3.1 Neue Anforderungen an die Instrumente

Eine wichtige Aufgabe kommt den IT-Anbietern zu. Sie müssen die Weiterentwicklung der Systeme betreiben und dafür sorgen, dass die Systeme zum einen standardisiert und zum anderen individuell an die Prozessabläufe der einzelnen Institution anpassbar sind (s. Kapitel 5.1.2 und 5.1.3). Das bedeutet, dass man den Behandlungsablauf systemtechnisch abbilden können muss. Die Konfiguration der zu steuernden Aktivitäten durch die einzelne Institution muss aber auch selbst definiert werden können. Nur so ist das System eine Verbesserung für den Prozess und der Workflow kann damit optimal unterstützt werden. Ziel der Anbieter muss es sein, Systeme anzubieten, die das Konzept der integrierten Versorgung berücksichtigen. Somit sollten die Systeme es ermöglichen sektorenübergreifend den patientenorientierten Behandlungsprozess abzubilden.[646]

Weiterentwicklung der Systeme bedeutet auch, dass ihre Funktionalitäten erweitert werden. Bei der Arztbriefschreibung müssen mehrere Arten der Erstellung möglich werden. Eine automatische Übernahme mit individueller Anpassung der Daten aus der EPA sollte fehlerfrei durchführbar sein. Sowohl die manuelle Texteingabe als auch das digitale Diktieren sollten Standard werden. Durch letzteres kann eine schnellere Akzeptanz erreicht werden, weil das Diktieren den Ärzten vertraut ist.

Eine besondere Bedeutung kommt der EPA als zentralem Instrument zu. Die hinterlegten Formulare sollten, wie schon erwähnt, inhaltliche Standards beinhalten.[647] Dafür sollten „Dropdown-Menüs" benutzt und wann immer möglich dem Freitext vorgezogen werden. Wenn eine einheitliche Terminologie verwendet wird, können spätere statistische Auswertungen einfacher durchgeführt werden. Hierfür müssen Tools bereitstehen, so dass

---

[646] Vgl. Kampe, D. M. (2003), S. 470, Lübke, N. (2000), S. 105.
[647] Vgl. Richter-Reichhelm, M. (2001), S. 622-623, Gesellschaft für Versicherungswissenschaft und -gestaltung e. V. (2001), S. 41-42, Roland Berger (1997), S. 91.

die EPA direkt angepasst werden kann. Für die grafische Oberfläche sollten die zuvor geführten Krankenakten als Vorbild dienen. Aufgrund des vertrauten Erscheinungsbildes kann der Umgang mit der EPA erleichtert, ihre Akzeptanz verstärkt und Konfliktpotenzial für die Einführung eines Systems abgebaut werden. Es müssen, so wie das bei der EPA-Software des PZN möglich war, entsprechende Tools für die Erstellung der Oberflächen vorhanden sein.[648]

Die EPA muss intelligenter werden. Ziel ist eine problemorientierte EPA. Sie muss dem Arzt Informationen liefern, die zuvor noch unbekannt waren. Dafür sollte bei der Einführung der angebotenen Systeme auf drei Punkte geachtet werden. Zu berücksichtigen sind die „automatisierte Textanalyse und Klassifikation, doppelte Sequenzbildung und strikte Trennung von primären und sekundären Informationen ..."[649]. Das erste Kriterium dient einem gezielten Abruf von weiteren Informationen. Das zweite Kriterium führt zu einer besseren Analyse der Befunde. Es sollten zwei Rangfolgen erstellt werden. Einmal sollten die Befunde des Patienten nach Datum geordnet werden. Die zweite Rangfolge sollten die Befunde eines Formates (Version) bilden, damit ältere Befunde mit neuen verglichen werden können. Mit dem dritten Kriterium lassen sich die individuellen Patientendaten sammeln und anzeigen, sowie generalisierende Aussagen machen. Diese Sekundärdaten werden aus einer großen Masse von Patientendaten abgeleitet. Damit lassen sich Fragen, wie zum Beispiel wie viele Patienten eine bestimmte Kombination von Diagnosen hatten, beantworten.[650]

Die EPA als zentrales Instrument für die Benutzer im Arbeitsablauf muss an jedem Ort verfügbar sein. In einer Praxis dürfte dies, wenn mehrere Computerarbeitsplätze zur Verfügung stehen, kein Problem sein. Im Krankenhaus sollten mobile Computer zum Einsatz kommen, die mit dem inter-

---

[648]    Vgl. Roetmann, B., Zumtobel, V. (2001), S. A893.
[649]    Giere, W. (2002), S. A346.
[650]    Vgl. Giere, W. (2002), S. A344-A345.

nen Netz direkt über Funknetze verbunden sind.[651] Ein schneller Zugriff auf die Patientendaten muss den Leistungserbringern ermöglicht werden durch einfach bedienbare Navigation und durch Standards für die Dateneingabe sowie einfache Anmeldeverfahren mit einer Karte (HPC). Das Einbinden der Patientendaten aus der EPA muss in andere Systeme möglich sein.[652]

Für einen schnellen Zugriff auf Zusatzinformationen oder auf externe Bilder, die auf einem PACS liegen, sollte man einen direkten Link in die EPA einbauen.[653]

## 5.3.2 Technische Standards bei einer Vernetzung

Die in Kapitel 5.1.3.1 genannten Schwierigkeiten bei den Datenformaten und Kommunikationstechnologien müssen gelöst werden, um eine Vernetzung des Gesundheitssystems zu erreichen. Für die **Datenformate** müssen international anerkannte Schnittstellen als Grundlage dienen.[654] Als solche wird XML einen „psychologischen Vorteil"[655] haben, denn bei der Verwendung dieses Formats müssten sich alle Beteiligten (xDT- und HL7-Anwender) auf einen neuen Standard einstellen. Dazu hat sich eine übergreifende Gruppe, SCIPHOX (Standardized Communication of Information Systems in Physician Offices and Hospitals using XML) gebildet, die versucht, die inhaltlichen Erfordernisse der elektronischen Kommunikation basierend auf HL7 und XML zu definieren. In der ersten Phase wurden zunächst die Dokumente Entlassungsbrief, Einweisung und Überweisung betrachtet und mit XML entwickelt. Diese erste Phase ist bereits umgesetzt. In der zweiten Phase werden Transport und Sicherungsverfahren entwickelt, Installationen (D2D-Modellprojekt Düren) und Erweiterungen vor-

---

[651]   Vgl. Hass, P. (1997), S. 22, Roetmann, B., Zumtobel, V. (2001), S. A 892.
[652]   Vgl. Müller-Jones, K., Hütter, R., Koischwitz, K. u. a. (2001), S. 34.
[653]   Vgl. Elfering, I. (1999), S. 8.
[654]   Vgl. Schroeder, U. (2003), S. 38.
[655]   Kassenärztliche Bundesvereinigung (2003a), S. 43.

genommen. In der dritten Phase sollen weitere Anpassungen vorgenommen und die Patientenakte entwickelt und getestet werden.[656]

In Kapitel 5.1.3.2 wurde das Problem der fehlenden Kompatibilität der **Kommunikationstechnologiestandards** vorgestellt. Die Kompatibilität muss gewährleistet sein, wenn eine gesamte Vernetzung des Gesundheitssystems angestrebt wird. Sonst ist der Austausch von Informationen zwischen den einzelnen Akteuren nicht durchführbar. Möglich wäre, dass der Gesetzgeber gesetzlich vorschreibt, mit welcher Technologie gearbeitet werden muss. Damit wäre aber der Wettbewerb ausgeschaltet und die Weiterentwicklung könnte erlahmen. Deshalb ist es wichtig, dass die jeweiligen Entwickler die Kommunikationstechnologien besser aufeinander abstimmen. Aufgrund der Konkurrenzsituation war eine Absprache schwierig. Deshalb haben wahrscheinlich die PVS-Marktführer, die die VCS-Technologie in ihren Systemen implementiert haben, das D2D-Konzept nicht unterstützt. Mittlerweile strebt man eine einheitliche Lösung an, da „die Entscheidung für ein Praxisverwaltungssystem bald keinerlei Präjudizierung mehr für die Nutzbarkeit der Dienste von D2D oder VCS"[657] beinhalten soll.

In beiden Fällen wollen also die Anbieter zusammen Lösungen entwickeln. Zur langfristigen Sicherung könnte ein Normierungsgremium geschaffen werden, das entsprechende Zertifikate ausstellt.[658] Damit könnte man die Interessenten bei der Auswahl von PVS und KIS unterstützen und gleichzeitig kompatible Lösungen stärken. Eine andere Möglichkeit wäre, finanzielle Anreize zu schaffen, wie es in Wien der Fall ist. Damit wäre eine langfristige Sicherung aber nicht gegeben. Deshalb scheint die erste Lösung die bessere zu sein.[659]

---

[656]   Vgl. Heitmann, K. U. (2002), SCIPHOX (2003) S. 1-2.
[657]   Kassenärztliche Vereinigung Nordrhein (2003b).
[658]   Vgl. Haas, J. (2002a), Folie 13.
[659]   Vgl. Pietzsch, J. B., Gemünden, H. G., Bolz, A. (2000), S. 51, Thielscher, C., Schroeders, N. v. (2002), S. 59.

# 5.4 Akteur Krankenhaus

## 5.4.1 Vorreiterstrategie und Integration von weiteren Akteuren

In Kapitel 4.1 wurde das Interesse der Krankenhäuser an einer Kooperation dargelegt. Bei einer Kooperation bedarf es der Vernetzung. Damit kann das Krankenhaus die Einweiser binden und Patientendaten aus den Voruntersuchungen direkt in sein KIS übernehmen und damit Behandlungskosten einsparen. Diese zwei Faktoren können für ein langfristiges Bestehen am Markt entscheiden sein. Außerdem ist das Krankenhaus in Vergleich zum niedergelassenen Arzt besser ausgestattet und verfügt über mehr Knowhow.

Betrachtet man diese bedeutende Rolle des Krankenhauses in für eine Vernetzung und die Probleme aus den Projekten, so muss das Krankenhaus entsprechende Maßnahmen einleiten. Dazu gehört, wie in Kapitel 2.1 diskutiert, eine Reorganisation vom funktionalen Denken zum Prozessdenken. Zudem sollten im Bereich der Mitarbeiter und im Bereich der IT-Strategie neue Positionen bezogen werden. Ansonsten könnte es schwierig sein, sich entsprechend zu positionieren.

## 5.4.2 Mitarbeiter

### 5.4.2.1 Weiterbildung zum Projektmitarbeiter

Damit ein Krankenhaus IT-Projekte umsetzen kann, bedarf es eines ausreichenden Fachpersonals. Die Projektteams sollten sich nicht nur aus EDV-Mitarbeitern zusammensetzen, sondern ebenso aus Vertretern der zukünftigen Anwender (s. Kapitel 5.1.7). Regelmäßig müssen für letztere Weiterbildungskurse angeboten werden, so dass sie ihre Kenntnisse in die Projekte mit einbringen können. Außerdem sind sie diejenigen, die bei der Einführung der IT-Systeme ihre Kollegen am besten von dem Nutzen der Neuerungen überzeugen können. Für die Mitarbeiter müssen Anreizsysteme geschaffen werden um deren Motivation zu steigern.[660]

Die EDV-Abteilungen eines Krankenhauses sind mit durchschnittlich 2,5 Vollkräften besetzt, das heißt, dass ein EDV-Mitarbeiter für ca. 250 Mitarbeiter zuständig ist.[661] Daraus lässt sich ableiten, dass große IT-Projekte, insbesondere, wenn die Unterstützung von den zukünftigen Nutzern nicht ausreichend vorhanden ist, mit so wenig Personal schwierig umzusetzen sind. Krankenhäuser benötigen für ihr langfristiges Bestehen somit mehr qualifiziertes Fachpersonal, das neu eingestellt oder durch Weiterbildungsmaßnahmen geschaffen werden kann.[662]

**5.4.2.2 Chief Information Officer**

Aufgrund der großen Bedeutung der IT wird in der Literatur diskutiert, ob Krankenhäuser einen Chief Information Officer (CIO) benötigen. Ihm soll die Aufgabe obliegen, die „Geschäftsprozesse durch die Informationstechnologien optimal"[663] zu gestalten. Seine Ausrichtung ist strategischer Natur und er soll zwischen der Geschäftsleitung und der IT-Abteilung fungieren.[664]

Gegen den CIO spricht, dass die IT nur Mittel zum Zweck ist und ihr somit keine besondere Bedeutung auf strategischer Ebene zukommen muss. Aber in einem Krankenhaus dient die IT nicht nur als Ausführungsinstrument, sondern hat, wie die Projektbeschreibungen verdeutlichen, Wettbewerbscharakter. Dies wird noch stärker der Fall sein, wenn sich die Telematik noch mehr etabliert hat. Aufgrund hoher Finanzierungskosten muss das Krankenhaus überdenken, in welchen Bereichen es sich spezialisieren will und wie die veränderten Wertschöpfungsprozesse reorganisiert werden. Diese müssen neu strukturiert und mit der IT abgebildet werden, so dass

---

[660]    Vgl. Naegler, H. (2003).
[661]    Vgl. Trill, R. (Hrsg.) (2002), S. 277.
[662]    Vgl. Naegler, H. (2003), S. 44-46, Trill, R. (2003), S. 8.
[663]    Kaufstein, M. (2003), S. 40.
[664]    Vgl. Haas, J. (2002a), Folie 6, Kaufstein, M. (2003).

142

sich neue Nutzenpotenziale ergeben.[665] Dies spricht für den Einsatz eines CIO, zumal die Fülle der Aufgaben bei der IT-Strategie zunimmt und viele Absprachen zwischen dem operativen Bereich und der Krankenhausleitung notwendig werden. Somit könnte der CIO die IT-Strategie vorbereiten, diese abstimmen, sie innerhalb des Hauses weitertragen, kontrollieren und modifizieren.[666]

## 5.4.3 Strategie zur Implementierung von Informationstechnologie

Die IT-Instrumente zur Dokumentation und Kommunikation tragen beim medizinischen Behandlungsprozess zur primären Wertschöpfung bei. Somit sollte die Einführung von IT-Instrumenten einer gezielten Planung unterliegen. Aufgrund des Personalmangels und des fehlenden Interesses führen weniger als die Hälfte der Krankenhäuser in Deutschland eine solche Planung durch.[667]

In der IT-Strategie müssen die Ziele, die mit der IT erreicht werden sollen, festgehalten werden. Zudem sollte geklärt werden, ob man die IT im eigenen Hause halten möchte oder ein Outsourcing-Konzept angestrebt. Für das Haus muss bestimmt werden, wie die Netzarchitektur aussehen soll und welche Systeme angeschafft werden. Außerdem ist die Implementierungsreihenfolge der IT-Systeme festzulegen. Dabei sollten die Gründe für die Implementierung festgehalten werden. Zu beachten ist, dass man die Abhängigkeiten der einzelnen Systeme berücksichtigt und aufführt. In der IT-Planung sollten die Mitarbeiterentwicklung der Anwender und benötigtes Fachpersonal berücksichtigt werden, so dass frühzeitig auf dem Arbeitsmarkt rekrutiert werden kann. Ein zentrales Element der IT-Planung ist ein Investitionsplan. Bei IT-Projekten werden hohe finanzielle Mittel benötigt. Dafür sollte ein konkreter Finanz- und Investitionsplan aufgestellt werden.

[665] Vgl. Ostermeyer, A. (1997), S. 9-10.
[666] Vgl. Kaufstein, M. (2003), S. 40-42, Rienhoff, O. (2003), S. 5-6.
[667] Vgl. Jostes, C., Gräber, St., Ammenwerth, E. u. a. (2002), S. 124, Trill, R. (Hrsg.) (2002), S. 35, Trill, R. (2003), S. 8.

Aufgrund der benötigten hohen finanziellen Mittel sollte die IT-Strategie in Kooperation mit einem Mitarbeiter der EDV-Abteilung und der Krankenhausleitung erstellt und überprüft werden.[668] Durch eine Einbindung der Krankenhausleitung kann die IT-Strategie von oben in die anderen Bereiche weitergetragen werden.[669]

Bei einer ersten Einführung von IT-Systemen muss in der IT-Strategie berücksichtigt werden, wie die zuvor handschriftlich geführten Unterlagen übernommen werden sollen. Eine Übernahme sollte man von der Anzahl der alten Unterlagen abhängig machen. Eine weitere Möglichkeit wäre, die Daten nur bei Bedarf zu übernehmen, wenn der Patient erneut in das Krankenhaus eingeliefert wird.[670]

Eine solche IT-Strategie kann dazu beitragen, Fehlinvestitionen zu vermeiden und langfristig zu planen. So muss es nicht mehr vorkommen, dass kurzfristig Projekte eingestellt oder verschoben werden. Zum Beispiel wurde beim Johanniter Krankenhaus eine Infrastruktur für den Arztbrief zum Teil aufgebaut, aber wegen eines anderen Projekts erst einmal zurückgestellt. Dies verursacht laufende Kosten, denen keine Erlöse gegenüberstehen. Von der IT-Strategie wird abhängen, wie gut es einem Krankenhaus gelingen wird, IT-Systeme in den Ablauf zu integrieren und mit ihnen zum richtigen Zeitpunkt die Effektivität des Krankenhauses zu steigern.[671]

## 5.4.4 Das Projektmanagement

Für die Realisierung eines IT-Projektes sollte die Krankenhausleitung Personal aus unterschiedlichen Berufsgruppen von der eigentlichen Arbeit freistellen. Nur so lässt sich das Projekt effektiv umsetzen. Dazu sollten bestimmte Regeln eines Projektmanagements eingehalten werden.[672] Das Pro-

---

[668] Vgl. Dahlweid, F. M. (2003), S. 18.
[669] Vgl. Jostes, C., Gräber, St., Ammenwerth, E. u. a. (2002), Trill, R. (Hrsg.) (2002), S. 34-41.
[670] Vgl. Trill, R. (Hrsg.) (2002), S. 186.
[671] Vgl. Dahlweid, F. M. (2003), S. 18.
[672] Vgl. Haufe, G. (2000).

jektteam könnte die Anwender über die Vor- und Nachteile der Innovationen aufklären und in das Projekt integrieren. Dadurch wird ein besserer Informationsfluss zwischen den unterschiedlichen Beteiligten ermöglicht.

In der Einführungsphase könnten Schulungen, die gut geführt werden, zu einer Akzeptanzsteigerung bei den Anwendern führen. Für die Einführung sollte man eine Salamitaktik wählen und zunächst nur eine Station in den Testbetrieb mit realitätsnahen Testdaten nehmen. Dazu sollte man jene Abteilung wählen, die am meisten Akzeptanz und Motivation zeigt, um die Rahmenbedingungen für den Projektstart optimal zu setzen. Die involvierten Mitarbeiter können später für die Instrumente bei den Kollegen werben. In dieser kleinen Gruppe lassen sich schnellere Evaluationen durchführen, deren Ergebnisse für die weitere Implementierung von Nutzen sind. In der Anwendungsphase muss ein Support-Team eingerichtet werden, das bei Fragen und Problemen der Anwender umgehend reagieren kann. In diesem Moment können die geschulten Anwender die Systemprobleme besser beschreiben und das Supportteam kann effektiver helfen. So fühlen sich die Anwender nicht allein gelassen und es lassen sich Akzeptanzverluste vermeiden. Ebenso muss das Support-Team dafür sorgen, dass neue Versionen an die Anwender herangetragen werden. Nach erfolgreicher Implementierung sollte im Sinne der IT-Strategie regelmäßig eine Analyse des bestehenden Systems durchgeführt werden, um eine Weiterentwicklung der Systeme zu erreichen.[673]

## 5.5 Schlussfolgerungen

Das Kapitel 5 zeigt, dass zahlreiche Probleme bei der Implementierung gibt, die dazu führen können, dass IT-Projekte nicht oder nur zögerlich umgesetzt werden. Wie die Studie aus dem Jahr 1995 zeigt, sind diese Probleme aber nicht neu, sie existierten schon damals (s. Kapitel 5.1.9). Die Studie zeigt weiter, dass, wenn man den Problemen effektiv begegnet, die Vorteile überwiegen und eine Arbeitsoptimierung möglich ist. Die gleichen

---

[673] Vgl. Roetmann, B., Zumtobel, V. (2001), S. A 894, Skerra, M. (2002), S. 234.

Erfahrungen konnten in den Projekten aus Kapitel 4.2 gemacht werden. Somit können die internen und externen Faktoren, siehe Abbildung 22, erheblich zu einer zukünftigen erfolgreichen Umsetzung von IT-Instrumenten beitragen, so dass sich die Nutzenpotenziale realisieren lassen.[674]

| Interne Erfolgsfaktoren | Externe Erfolgsfaktoren |
|---|---|
| IT-Strategie mit Finanzierungsplan | Inhaltliche Standards |
| IT-Infrastruktur und Systeme | Einheitliche Datenschutzbestimmungen |
| Transparenz des Nutzens || 
| Anreizsystem ||
| Qualifizierte Mitarbeiter | Lösung des „Investor-Nutzer-Dilemmas" |
| Projektmanagement | Leistungsvergütung |
|  | Akzeptanz des Patienten |
|  | Weiterentwicklung der IT-Systeme |
|  | Standard für Datenformate |
|  | Kompatible Kommunikationstechnologien |
|  | Eindeutige Haftungsnormen |

Abbildung 22:   Interne und externe Erfolgsfaktoren[675]

---

[674]    Vgl. Böse, J., Evers, Y. (1996), S. 24-25.
[675]    Quelle: Eigene Darstellung in Anlehnung an Pietzsch, J. B., Gemünden, H. G., Bolz, A. (2000).

# 6. Ausblick in eine vernetzte Zukunft

## 6.1 Vorüberlegungen

Die Herausforderungen für das Gesundheitswesen in der Zukunft (s. Kapitel 1.1) könnten dazu führen, dass die Bedeutung der integrierten Versorgung und damit auch der internen und externen Erfolgsfaktoren für die Implementierung von IT-Instrumenten in den medizinischen Behandlungsprozess wächst. Bei einer Nichtimplementierung, so sieht es die IT-Industrie, entsteht ein hoher volkswirtschaftlicher Schaden.[774] Dies wird von den in Kapitel 3.2 diskutierten Kosten-Nutzen-Analysen untermauert.

In Deutschland sind derzeit einige Projekte der integrierten Versorgung zu finden. Von einer flächendeckenden Versorgung kann aber nicht gesprochen werden.[775] Nur wenige Verträge nach § 140a SGB V sind abgeschlossen worden, zum Beispiel in Schleswig-Holstein.[776] Andere Integrationsmöglichkeiten wie Ärztenetze, die mit Krankenhäusern kooperieren, werden auf ca. 20-30 geschätzt, DMP auf derzeit 25-50 Programme, die eher ambulanter Natur sind. Inwieweit in den integrierten Versorgungsmodellen schon IT eingesetzt wird, kann nicht beziffert werden.[777]

Dennoch dürften hier, wie in den anderen Kapiteln schon diskutiert, IT-Instrumente von großem Nutzen sein. Sie könnten den größtenteils höheren Dokumentationsaufwand und den vermehrten Austausch von Befunden und anderen Patienteninformationen unterstützen. Dabei wird die EPA eine zentrale Rolle einnehmen, da sie an dieser Stelle helfen kann, die Daten strukturiert und schnell zu erfassen. Weiter wird sie ein zentrales Element als Dateninput für medizinische und betriebswirtschaftliche Kontrollinstrumente sein. Es lassen sich aus den Daten Kennzahlen für die Behand-

---

[774] Vgl. Kautz, H. (2003).
[775] Vgl. Schrinner, B. (2001), S. 636.
[776] Vgl. Kassenärztliche Vereinigung Schleswig-Holstein (2003).
[777] Vgl. Roland Berger (2002), S. 44-45.

lungsqualität ableiten, Budgets leichter über Arzneimittellisten kontrollieren oder betriebswirtschaftliche Kennzahlen generieren, die den Erfolg messen können. Letzteres könnte eine wichtige Rolle spielen bei Netzen nach § 140a SGB V, wenn das Netz die Budgetverantwortung übernimmt.[778]

Diese Entwicklung wird aufgrund der veränderten Rahmenbedingungen im Gesundheitswesen verstärkt werden. Deshalb sollen in den folgenden Teilkapiteln drei aktuelle Ansätze diskutiert werden, welche die integrierte Versorgungsstrukturen und eine Vernetzung mit IT-Instrumenten fördern und zu einer Akzeptanzsteigerung führen können.

## 6.2 Disease Management Programme

Der Einsatz von DMP führt zu einer qualitativ besseren und nachhaltig angelegten Behandlung, welche die Versorgung von chronisch Kranken verbessern soll. Die Leistungserbringer sollen eng zusammenarbeiten und die Patienteninformationen austauschen. Die Befunde werden regelmäßig ausgewertet und es sollen überwiegend standardisierte Behandlungspfade angewendet werden. Die ausgewählten Patientendaten muss der Arzt innerhalb weniger Tage an eine Datenannahmestelle, die es in jeder KV-Region gibt, schicken. Sie werden dort für den neuen Risikostrukturausgleich und für die Weiterentwicklung der DMP analysiert. Diese Aufgaben erfordern eine vernetzte Versorgungsstruktur, um eine optimale Behandlung im DMP zu ermöglichen. In der aktuellen Diskussion stehen die Anforderungen an die Dokumentation in der Kritik und man verlangt nach IT-Instrumenten, die diese unterstützen sollen.[779]

Die Dauer der Aufnahmedokumentation eines Patienten auf Papierformularen wird von Ärzten auf mehr als zehn Minuten geschätzt, da die Formulare nicht gut strukturiert sind. Die meisten Fehler entstehen durch Doppelein-

---

[778]   Vgl. Kassenärztliche Bundesvereinigung (2003a), S. 11-12.
[779]   Vgl. Grätzel von Grätz, P. (2003a), Kassenärztliche Bundesvereinigung (2003a), S. 11, S. 44-45, Sto (2003).

tragungen und nicht klar verständliche Felder, die dann nicht ausgefüllt werden. Bei der KV Nordrhein wird geschätzt, dass die Erstdokumentation zu 90 % und in Hessen zu 98 % falsch ist. Eine vollständig ausgefüllte Dokumentation ist in nur 10-20 % der Fälle gegeben. Somit muss der Arzt die Eintragung noch einmal vornehmen. Deshalb fordern die Ärzte, dass diese Dokumentation durch sinnvolle IT-Instrumente unterstützt wird. Mit Hilfe der IT zeigte sich in der Praxis, dass sich der zeitliche Aufwand für die Erstdokumentation auf „ein paar Minuten"[780] reduziert und die Folgedokumentation bei ca. einer halben Minute liegt. Das DMP-Modul sorgt neben der Zeitersparnis dafür, dass die Dokumentation ohne Fehler erfolgt.[781]

Die KBV hat erst im August 2003 mit der Zertifizierung der DMP-Software von den Anbietern begonnen. Die Anbieter haben für ihre PVS unterschiedliche Lösungen entwickelt. Einige integrieren das DMP-Modul direkt in die PVS. Somit ist eine doppelte Datenhaltung nicht nötig. Andere bieten unabhängig vom PVS komplette Applikationen an. Diese sind vollständige Systeme, welche mit einer Importfunktion die schon vorhandenen Daten aus dem PVS transportieren. Es ist zu vermuten, dass die Schnittstelle des DMP-Moduls nur mit dem PVS des gleichen Anbieters kompatibel ist. Das könnte bedeuten, dass die Ärzte das DMP-Modul des Anbieters kaufen müssten, dessen PVS sie besitzen. Ärzte, die noch ein altes DOS-Betriebssystem installiert haben, müssten die Daten durch manuelle Eintragung übernehmen.[782]

Die Regelungen für den Transport der Daten sind in den KV-Gebieten unterschiedlich ausgestaltet. In Hessen erfolgt der Transport derzeit noch auf Diskette, langfristig denkt man an einen E-Mail-Transport. Die Ärzte bekamen eine besondere Applikation der Datensammelstelle zur Verfügung gestellt, die den Datenimport nur eines Anbieters beherrscht. Somit müssen die Daten manuell in die Datenbank der DMP-Applikation geschrieben

[780]   Grätzel von Grätz, P. (2003a).
[781]   Vgl. Grätzel von Grätz, P. (2003a), Iss (2003b), Sto (2003).
[782]   Vgl. Gerlof, H. (2003b), Grätzel von Grätz, P. (2003a).

werden. In Bayern dürfen die Daten nur in elektronischer Form über eine gesicherte Intranetverbindung gesendet werden. Dafür müssen sich die Ärzte bei einem Anbieter die entsprechende Software kaufen und einen Providervertrag abschließen. Die Daten werden aus dem PVS in ein Formular, das im Internet Browser angezeigt wird, geschrieben. Der Arzt ergänzt und versendet über den Provider an die Datensammelstellen. Derzeit gibt es Streit über dieses Vorgehen der KV Bayern, da nur ein Provider die Intranetverbindung aufbauen darf und die Ärzte sich so an ein einziges Unternehmen binden müssen und vorhandene Ressourcen (Internetverbindung oder Router) nicht verwendet werden können. Die Ärzte haben außerdem datenschutzrechtliche Bedenken, da keine Karte zur Signierung eingesetzt wird. Ein Angebot der KV Bayern, die Risiken zu tragen, wurde abgelehnt. Aufgrund der Vielfalt der Lösungen dürften Ärzte, die ihren Sitz an den Grenzen von KV-Gebieten haben, auf mehrere Lösungen stoßen.[783]

Es zeigt sich, dass die Nachfrage von Ärzten nach IT-Instrumenten durch die Einführung von DMP steigt. Die externen Erfolgsfaktoren sind zwar noch nicht vollständig gegeben, was sich hemmend auf die Nachfrage auswirkt. Aufgrund des zunehmenden Dokumentationsaufwands erkennen die Akteure aber die Notwendigkeit von IT-Instrumenten. Diese könnten den gesamten Behandlungsablauf des Patienten optimal steuern, da dieser bei den DMP größtmöglichst standardisiert ist. Es könnten Termine vergeben, Erinnerungen und Informationen versendet werden. Ebenso lassen sich die evidenzbasierten Behandlungsleitlinien implementieren, was den Prozess noch effektiver machen könnte. Aber wegen der Bedeutung des Risikostrukturausgleichs für die Krankenkassen steht derzeit der administrative Einsatz der IT-Instrumente im Vordergrund.[784] Wird ihr Nutzen hier erst einmal erkannt, könnte der Weg auch für einen Einsatz im medizinischen Bereich geebnet sein. Aufgrund des sektorübergreifenden Charakters der DMP könnte es so zu einer verstärkten Kooperation mehrerer Akteure des

---

[783]  Vgl. Grätzel von Grätz, P. (2003a), Grätzel von Grätz, P. (2003b), Gvg (2003a), Gvg (2003b).

[784]  Vgl. Grätzel von Grätz, P. (2003a).

Gesundheitswesens kommen. Bei dieser würde sich der gemeinsame Einsatz von Instrumenten wie der EPA (s. Mammakarzinom-EPA der KV Nordrhein, Kapitel 4.2.1) anbieten, um qualitätsgesicherte DMP zu ermöglichen.[785]

## 6.3 Diagnosis Related Groups

In den obigen Kapiteln wurde an mehreren Stellen erwähnt, dass die Einführung der DRG im Jahre 2004 zu Veränderungen der Organisationsstruktur und der Behandlungsprozesse führen wird.[786]

In den Krankenhäusern müssen die Prozesse reorganisiert und an den Prozessgedanken (s. Kapitel 2.1) angepasst werden. Die Behandlungsabläufe werden vereinheitlicht und effizienter werden müssen, da die Einflussnahme auf die Erlöse sinken wird. Doppelarbeiten von Ärzten und Pflegekräften sind somit nicht hinnehmbar. Bei einer Krankenhausbefragung gaben 80 % der befragten Krankenhäuser an, dass, wegen der DRG Einführung, die Standarisierung von Prozessen unerlässlich sei.[787] Hier wird es zu der Implementierung von Behandlungspfaden (2.3.2 und 3.2.6) kommen müssen. Es werden umfassende WMS benötigt. Ebenso lässt sich aufgrund des Prozessgedankens (s. Kapitel 2.1) die Organisation der Abteilungen mit einer statischen Bettenanzahl nicht aufrecht halten. Die Prozesse müssen die Bettenanzahl von medizinischen Bereichen vorgeben, flexibel reagieren können müssen.[788] Die medizinische Dokumentation muss an unterschiedlichen Standorten abrufbar sein, da sich der Patient in unterschiedlichen Krankenhausabteilungen aufhält. Hierfür könnte man das gesamte Haus mit einem Funknetz ausstatten, so dass die Ärzte und Pflegekräfte direkt am Bett des Patienten die Daten erfassen können. Möglich wäre dies mit einem Personal Digital Assistent (PDA), womit die direkt am Bett erfassten Informationen genauer und aktueller wären. Dies dürfte die Dokumentation

[785]  Vgl. Brenn, J. (2002), Kassenärztliche Bundesvereinigung (2003a), S. 11, S. 44-45.
[786]  Vgl. Zipper, M. (2001), S. 640.
[787]  Vgl. Mohr, A. (2003), S. 45.
[788]  Vgl. Göbel, D. (2003), S. 250-251.

von Diagnosen, welche bei den DRG sehr wichtig ist, verbessern.[789] Damit ein Controlling und ein Benchmarking möglich ist, bedarf es der Auswertung der gewonnen Daten.[790]

Die erwartete Verkürzung der Verweildauer wird zu einer engeren Abstimmung im prästationären und poststationären Behandlungsprozess führen. Eine enge Kooperation mit den Einweisern ist erforderlich, damit die Patientendaten aus den Voruntersuchungen dem Krankenhaus zur Verfügung gestellt werden können und sich so Doppeluntersuchungen vermeiden lassen. Dieser Prozess würde optimiert, wenn die Daten elektronisch direkt in das KIS bzw. die EPA eingetragen würden. So könnte man versuchen, Einweiser an das Krankenhaus zu binden, denn der Patient wird meistens der Empfehlung eines Krankenhauses folgen, die vom niedergelassenen Arzt ausgesprochen wird. Dies wäre von Vorteil, da eine höhere Fallzahl erreicht werden könnte. Die Empfehlung eines Krankenhauses durch den niedergelassenen Arzt wird meistens nur ausgesprochen werden, wenn das Krankenhaus die Kommunikation mit dem niedergelassenen Arzt pflegt.[791] Dazu können IT-Instrumenten beitragen. Durch einen verstärkten Informationsaustausch mit dem weiterbehandelnden Arzt oder der Rehabilitationsklinik könnten Wiedereinweisungen vermieden werden, da die Anzahl der Rückfälle durch eine verbesserte Nachsorge reduziert werden könnte. So würde ein Verlust der DRG – Erlöses vermieden.[792]

Betrachtet man diese Entwicklung, so könnten sich die Aufgaben im gesamten Behandlungsprozess verschieben. Ausgehend vom Krankenhaus könnte sich langfristig eine Veränderung der Perspektive ergeben weg vom sektoral und funktional gegliederten Ablauf hin zur prozessorientierten Wertschöpfungskette (value chain). Die einzelnen Leistungserbringer würden Aufgaben an den vorgelagerten Bereich abgeben. Zum Beispiel wür-

---

[789] Vgl. Garschke, J. (2003), S. 296.
[790] Vgl. Zipper, M. (2001), S. 640.
[791] Vgl. Borges, P. (2003), S. 268.
[792] Vgl. Klues, H. G., Schröder, M., Schröder, T. (2001), Tuschen, K. H. (2003), S. 429-430, Zipper, M. (2001), S. 640.

den im administrativen Bereich die niedergelassenen Ärzte im Intranet ein
Bett für den Patienten im Krankenhaus buchen. Weiter könnten sie dem
Krankenhaus im medizinischen Behandlungsprozess die Voruntersuchungen abnehmen und die Daten direkt zur Verfügung stellen. Das Krankenhaus könnte im Nachsorgebereich die Termine für den Patienten bei den
Rehabilitationskliniken vereinbaren, um für ihn einen Mehrwert zu schaffen und ihn an das Haus zu binden.

Damit die neuen Aufgaben effektiv und effizient erfüllt werden können,
sind die Krankenhäuser auf IT-Systeme angewiesen. Wie in Kapitel 4.2 beschrieben, verfolgen einige von ihnen solche Initiativen, denn nur mit innovativen Ideen und Veränderungen, wie der Einführung von kooperativen
Versorgungsformen mit Vernetzung, lässt sich langfristig auf die DRG reagieren.

## 6.4 Pionier „Gesundheitskarte"

Die am 26.09.2003 im Deutschen Bundestag verabschiedete Gesundheitsreform „GKV Modernisierungsgesetz GMG" sieht den flächendeckenden
Aufbau der Gesundheitskarte zusammen mit dem elektronischen Rezept
vor, wie er in Kapitel 3.2.1 und 3.2.4, beschrieben wurde. Dafür werden ca.
5,3 Millionen Euro bis 2006 bereitgestellt. Die Krankenkassen müssen die
Pilotprojekte selbst tragen. Das Projekt „BIT4Health – Bessere IT für bessere Gesundheit" führt ein Konsortium aus der Industrie[793] durch. Im Jahr
2003 sollen zunächst Grundfragen geklärt werden, wie zum Beispiel die
technische Ausgestaltung der Gesundheitskarte. Anschließend ist eine
zweijährige Test- und Evaluationsphase geplant. Spätestes im Jahr 2006
soll der Echtbetrieb beginnen.[794]

Vorgesehen sind die in Kapitel 3.2.1 beschriebenen Funktionen, wie die
Speicherung von Gesundheits-, Notfall- und Rezeptdaten sowie die Schüs-

---

[793]    Das Konsortium besteht aus IBM Deutschland, Fraunhofer-Institut Arbeitswissenschaften
        und Organisation, SAP, InterComponentWare und Orga Kartensysteme, Vgl. Ger (2003).
[794]    Vgl. Güdelhöfer, B. (2003).

selfunktion. Mit diesen Anwendungen kann die elektronische Gesundheitskarte die Qualität des Behandlungsprozesses maßgeblich steigern, weil auf
die erforderlichen Daten bei Bedarf zugegriffen werden kann. Zudem können sich die Patienten besser über ihren Gesundheitszustand informieren,
was zu mehr „Transparenz und ... Patientensouveränität"[795] führt.[796]

Die elektronische Gesundheitskarte kann zwar nur als „eine Komponente
einer Telematikinfrastruktur"[797] gesehen werden. Bei einer reibungslosen
Einführung, bei der die internen und externen Erfolgsfaktoren beachtet
werden (s. Kapitel 5.2), und einer guten Funktionsfähigkeit der Gesundheitskarte könnten die Akteure jedoch zu weiteren Investitionen in IT-
Instrumente bereit sein. Diese Annahme wird durch die Erfahrungen mit
der derzeitigen Versicherungskarte bestärkt. Mit ihr ist der Einsatz von
EDV in den Arztpraxen bis heute verdoppelt worden.[798]

Die Investitionskosten, die bei der Einführung der Gesundheitskarte anfallen, werden für Ärzte und Apotheken auf insgesamt 200 Millionen Euro
geschätzt. Dabei würden auf eine Praxis 2.050 Euro und auf eine Apotheke
1.750 Euro entfallen. Wer diese Investitionskosten trägt, ist noch nicht geklärt. Insbesondere dieses „Investitions-Nutzen-Dilemma" gilt es zu lösen,
um Konflikte bei der Einführung zu vermeiden und die Akzeptanz zu ver-
stärken. Letzteres könnte auch mit Hilfe von finanziellen Anreizen erreicht
werden. Zu denken ist hier an eine besondere Individualvergütung der
Kommunikations- und Dokumentationsleistungen (s. Kapitel 5.2.2.2).
Würde die Ausstellung eines elektronischen Rezepts mit 0,25 Euro vergütet
werden, könnten bei ca. 700 Millionen Rezepten jährlich die gesamten Investitionskosten der niedergelassenen Ärzte finanziert werden.[799]

---

[795] GKV-Modernisierungsgesetz (2003), S. 389.
[796] Vgl. GKV-Modernisierungsgesetz (2003), S. 387-390.
[797] Sembritzki, J. (2003), S. 26.
[798] Vgl. Sembritzki, J. (2003), S. 26.
[799] Vgl. Warda, F., Noelle, G. (2003).

Die in Kapitel 3.2.1 angesprochenen Insellösungen von Gesundheitskarten könnten von einer flächendeckenden Einführung einer standardisierten Karte abgelöst werden. Hierdurch kämme es zu einer kompatiblen Kommunikationsschnittstellenlösung zwischen den Akteuren. Die neue Karte könnte damit als Pionier für eine weitere Vernetzung der Leistungserbringer gesehen werden.[800]

## 6.5 Konsequenzen der neuen Rahmenbedingungen

Alle drei Treiber können also maßgeblich zu einer vernetzten Versorgungsstruktur beitragen. Mit den DMP und den DRG können zum ersten Mal vernetzte Kooperationen ökonomische Vorteile erzielen und damit einen Wettbewerbsvorteil gegenüber nicht vernetzten Leistungserbringern haben. In Verbindung mit der Einführung der Gesundheitskarte könnte ein Schritt in eine vernetzte Zukunft gemacht worden sein.

---

[800]    Vgl. Gerlof, H. (2003a).

# 7. Schlussbemerkung

Der vorliegende Text zeigt, dass der medizinische Behandlungsprozess effektiver, effizienter und qualitativ besser werden kann, wenn er mit IT-Instrumenten unterstützt wird. Dies gelingt besonders, wenn integrierte Versorgungsstrukturen unterstützt werden, da die IT-Instrumente einen erheblichen Beitrag zur Verbesserung der Kommunikation und damit auch der Kooperation leisten können. So kann die Wirtschaftlichkeit des Gesundheitswesens gesichert werden. Dies wird durch die beschriebenen Modellprojekte bestätigt.

Sie zeigen aber auch, dass bei der Implementierung von IT-Instrumenten zahlreiche Probleme auftreten, die bis jetzt eine umfassende Einführung verhindert haben. Werden die dargestellten Erfolgsfaktoren beachtet, lassen sich diese Probleme jedoch einer Lösung zuführen. Insbesondere müssen einheitliche Rahmenbedingungen und technische Standards geschaffen werden. Die Anwender akzeptieren die IT-Instrumente nur, wenn sie deren Nutzen erkennen und Fragen wie die nach der Finanzierung beantwortet sind. Zudem müssen die Patienten davon überzeugt werden, dass ihre sensiblen Daten nicht missbraucht werden und das Arzt-Patienten-Verhältnis nicht gestört wird.

Es wurde verdeutlicht, dass neue Rahmenbedingungen im Gesundheitswesen eine Nachfrage von IT-Instrumenten erzeugen, mit denen in integrierten Versorgungsstrukturen der medizinische Behandlungsprozess unterstützt werden soll. Mit der Einführung der Gesundheitskarte wird es erstmalig zu einem flächendeckenden Einsatz eines IT-Instruments kommen. Das kann dazu führen, dass schrittweise andere IT-Instumente implementiert werden und damit zukünftig der medizinische Behandlungsprozess durch IT-unterstützte integrierte Versorgungsformen verbessert werden wird.

# Glossar

| Authentifizierung | Überprüfung der Identität von Absender bzw. Empfänger |
|---|---|
| Benchmarking | Um von anderen zu lernen, wird das eigene Unternehmen mit den Besten aus der Branche verglichen. |
| Digitale Signatur | Sie wird auch als elektronische Unterschrift bezeichnet. Mit ihr kann die Identität des Absenders festgestellt werden. Darüber hinaus bietet sie die Möglichkeit, Manipulationen an den Daten zu vermeiden. |
| Firewall | System, das Netzwerke vor dem Angriff von außen schützt. Solche Angriffe können über das Internet verübt werden. Für eine Firewall gibt es Hardware- und Softwarelösungen. |
| Intranet | Ein Netzwerk, das anders als das Internet dem Informationsaustausch innerhalb einer Institution dient. Es kann nur von Mitgliedern dieser Institution genutzt werden. |
| MindMap | Das Ergebnis des Mindmapping ist die geordnete Darstellung unstrukturierter Gedanken auf einem Medium, der MindMap. |
| PC Tablett | Ein mobiler Computer, der das Format eines Schreibblocks hat und wie eine Schreibtafel bedient wird. |

| | |
|---|---|
| **Provider** | Anbieter von Dienstleistungen für die Nutzung des Internets. Von dem Provider wird z. B. ein Internetzugang angeboten. |
| **Server** | Zentraler Computer eines Netzwerks, der das Netzwerk mit einem Netzwerkbetriebssystem verwaltet und den Arbeitsstationen Ressourcen zur Verfügung stellt. |
| **Smart Card** | Eine Plastikkarte mit Mikrochip die als Datenträger oder Sichtausweis dient. |
| **Supply Chain Management** | Supply Chain Management ist die Optimierung der unternehmensübergreifenden Versorgungsketten in der Wirtschaft mit dem Ziel der Sicherung und Steigerung des Erfolges. Es soll größtmögliche Effizienz bei den übergreifenden Material-, Informations- und Geldmittelflüssen schaffen. |
| **Trust Center** | Institution, welche die Identität von Personen bzw. Einrichtungen prüft und diese mit öffentlichen Schlüsseln verknüpft. Zudem verwaltet sie die öffentlichen Schlüssel bzw. Zertifikate und stellt sie zum Abruf bereit. |
| **Verschlüsselung** | Die Daten werden mit mathematischen Verfahren unkenntlich gemacht und so vor unbefugtem Gebrauch geschützt. |
| **Workflow** | Geschäftsprozesse, die in mehrere arbeitsteilige, dynamische Teilprozesse unterteilt werden können. Ihre Steuerung erfolgt durch die Informationstechnologie. |

| Zeitstempel | Eine mit einer digitalen Signatur versehene digitale Bescheinigung einer Zertifizierungsstelle darüber, dass ihr zu einem bestimmten Zeitpunkt bestimmte digitale Daten vorgelegen haben. |
| Zertifizierungsstelle | Öffentliche Institution, die digitale Signaturen und Schlüssel ausgibt und Daten verschlüsselt sowie die Überprüfung der Authentizität ermöglicht. |

# Literaturverzeichnis

Adelhard, K., Hölzel, D., Überla, K. (2003)
Designelemente für eine Elektronische Krankenakte, URL:
http://www.dgki.de/jt96a.htm [Stand: 05.09.03]

Adomeit, A., Baur, A., Salfeld, R. (2002)
Neue Chancen für Disease Management, in: McKinsey Health, 1, 26-33, URL:
http://www.mckinsey.de/_downloads/kompetenz/healthcare/Health_DMP.pdf
[Stand: 18.09.03]

Af (2003)
"Junge Mediziner sehen Hilfe durch PC als Muß", in: Ärzte Zeitung, 10.09.03,
URL: http://www.aerztezeitung.de/docs/2003/09/10/161a0503.asp [Stand:
10.10.03]

Akr (2002)
Klinik sucht Kooperation mit Niedergelassenen, Ärzte Zeitung, 18.02.2002, URL:
http://www.aerztezeitung.de/docs/2002/02/18/031a0403.asp [Stand: 25.09.03]

All (2003)
Über drei Stunden gehen für Dokumentation drauf, in: Ärzte Zeitung, 10.07.2003,
URL: http://www.aerztezeitung.de/docs/2003/07/10/127a0402.asp [Stand:
10.10.03]

AOK-Bundesverband, Bundesverband der Betriebskassen u. a. (2001)
Rahmenvereinbarung zur integrierten Versorgung gemäß § 140e SGB V zwischen
AOK-Bundesverband, Bundesverband der Betriebskassen, IKK-Bundesverband,
Bundesverband der landwirtschaftlichen Krankenkassen, Bundesknappschaft,
See-Krankenkasse, Verband der Angestellten-Krankenkassen e. V., AEV-
Arbeiter-Ersatzkassen-Verband e. V. und Deutsche Krankenhausgesellschaft,
URL: http://www.gesundheitspolitik.net/01_gesundheitssystem/integrierte-
versorgung/rahmenvertraege/Rahmenvereinbarung-140e-SGBV_20.pdf [Stand:
24.09.03]

Ärztekammer Wien (2002)
WGKK, Ärztekammer und Stadt präsentieren „Gesundheitsnetz Wien", Presse-
aussendung, 19.06.02, URL:
http://www.aekwien.at/index.py?level=aek_level5&id=257 [Stand: 10.10.03]

Ärztekammer Wien (2003)

GNW – Gesundheitsnetz Wien – Wiener Ärzte ans Netz, Zertifizierte Anbieter, URL: http://www.aekwien.at/site.py?level=aek_level5&id=254&id_dep=-1&s_uid=&s_pwd= [Stand: 10.10.03]

Ash J. S., Gorman P. N., Lavelle M. u. a. (2000)

Multiple perspectives on physician order entry, in: Journal of the American Medical Informatics Association Supplement, AMIA Proceedings, 27-31, URL: http://www.amia.org/pubs/symposia/D200049.PDF [Stand: 10.10.03]

Bachmeier, B. (2001)

Digitale Medien für die Medizin, Datenschutz in der Telemedizin, in: Eissig, U., Noelle, G., Kuhr, N. (Hrsg.), MEDNET, Arbeitsbuch für die integrierte Gesundheitsversorgung 2001/2, Bremen, 145-156

Badura, B., Feuerstein, G. (Hrsg.) (1994)

Systemgestaltung im Gesundheitswesen zur Versorgungskrise der hochtechnisierten Medizin und den Möglichkeiten ihrer Bewältigung, Weinheim u. a.

Bag (2003)

Intelligente Karten müssen besonders geschützt werden, in: Ärzte Zeitung, 25.04.2003, URL: http://www.aerztezeitung.de/docs/2003/04/25/077a1402.asp [Stand: 18.09.03]

Bandemer, St. v. (2002)

Benchmarking in der Gesundheitswirtschaft: Konzept und Umsetzungsanforderungen an ein umfassendes Qualitätsmanagement in Krankenhäusern und Kliniken, Manuskript, Institut für Arbeit und Technik, Gelsenkirchen, URL: http://www.iatge.de/aktuell/veroeff/ds/bandemer02a.pdf [Stand: 10.10.03]

Bandemer, St. v., Hilbert, J. (2003)

Moderne Arbeit in Medizin und Pflege, unveröffentlichtes Arbeitspapier des Instituts für Arbeit und Technik, Gelsenkirchen

Bauer, H. (2003)

Chefärzte unter dem Druck des Pauschalentgeltsystems, Leitende Krankenhausärzte geraten verstärkt unter Ökonomievorgaben, in: Deutsches Ärzteblatt 100, 3, A94-A96

Beyer-Rehfeldt, A. (2002)

Große Sicherheitslöcher im Netz, in: Krankenhaus Umschau 71, 3, 190-191

Bloch, R.E., Lauterbach, K., Oesingmann, U. u. a. (1997)

Beurteilungskriterien für Leitlinien in der medizinischen Versorgung, Beschlüsse der Vorstände von Bundesärztekammer und Kassenärztlicher Bundesvereinigung, in: Deutsches Ärzteblatt 94, 33, A2154-A2155

Blum, K., Müller, U. (2003)

Dokumentationsaufwand im Ärztlichen Dienst der Krankenhäuser- Repräsentativ-
erhebung des Deutschen Krankenhausinstituts, in: das Krankenhaus 95, 7, 544-
548

Bodendorf, F., Bauer Ch., Schobert A. (2001)

Management von Geschäftsprozessen, Vorlesungsscript Wintersemester
2001/2002, Wirtschaftsinformatik 2 an der Friedrich-Alexander-Universität,
Nürnberg

Bodendorf, F., Robra-Bissantz, S., Weiser, B. u. a. (2001)

Networked and Mobile Business, Vorlesungsscript Wintersemester 2001/2002,
Wirtschaftsinformatik 2 an der Friedrich-Alexander-Universität, Nürnberg

Borges, P. (2003)

Zusammenarbeit mit niedergelassenen Ärzten, Kommunikation ist der Erfolgsfaktor Nr. 1, in: führen und wirtschaften im Krankenhaus 20, 3, 267-269

Böse, J., Evers, Y. (1996)

Autonome Krankenhaus-Informatik: Probleme, Beurteilung und Empfehlungen,
Kliniken wünschen sich Individuallösungen, in: Krankenhaus Umschau spezial:
„EDV", 6, 22-27

Brechtel, Th., Schnee, M. (1999)

Ärzte Umfrage 1992 und 1998, Unterschiede zwischen West und Ost nehmen ab,
in: Deutsches Ärzteblatt 96, 42, A2656-A2658

Brenn, J. (2002)

Mit D2D geht KVNo in die Offensive, in: Rheinisches Ärzteblatt, 1, 15

Brenn, J. (2003)

Software unterstützt Kliniken bei Brustkrebs-DMP, in: Rheinisches Ärzteblatt, 6,
16

Brenner, G. (2001)

Spezielle Anwendungen in der Gesundheitstelematik, in: Zeitschrift für ärztliche
Fortbildung und Qualitätssicherung 95, 9, 646-651

Brockhaus (2002)

Rezept, in: Xipolis.net, URL:
http://www.xipolis.net/471112978106c95d8530d081df503855/suche/artikel.php?s
hortname=b1&artikel_id=30900000 [Stand: 10.10.03]

Brömmelmeyer, Ch. (2001)

Die elektronische Signatur, in: Zeitschrift für ärztliche Fortbildung und Qualitätssicherung 95, 9, 657-661

Bundesärztekammer (1998)

Beschlussprotokoll: 4. Integration von ambulanter und stationärer Versorgung, 101. Deutscher Ärztetag, URL: http://www.bundesaerztekammer.de/30/Aerztetag/101_DAET/Inhaltsv/I_3.html [Stand: 05.09.03]

Bundesbeauftragter für den Datenschutz (2002)

Datenschutz und Telemedizin –Anforderung an Medizinnetze –, URL: www.bfd.bund.de/technik/telemed.pdf [Stand: 31.08.03]

Bundesbeauftragter für den Datenschutz (2003)

Tätigkeitsbericht 2001 und 2002 des Bundesbeauftragten für Datenschutz – 19.Tätigkeitsbericht, URL: http://www.bfd.bund.de/information/19tb0102.pdf [Stand: 30.07.03]

Bundesknappschaft (2003a)

Mehr zu „prosper", URL: http://www.bundesknappschaft.de/internet/bundesknappschaft/prosper_internet.ns f/bcf9f7e5e0712a98c12569370047fab9/nachgefragt.inhalt [Stand: 26.09.03]

Bundesknappschaft (2003b)

Das Integrierte Versorgungsnetz der Bundesknappschaft, URL: http://www.bundesknappschaft.de/internet/bundesknappschaft/prosper_internet.ns f/bcf9f7e5e0712a98c12569370047fab9/gesundheitsnetz.integrierte_versorgung.in halt [Stand: 10.10.03]

Bundesknappschaft (2003c)

Der Gründungsbeirat: Garant für ein reibungslos funktionierendes Verbundsystem, URL: http://www.bundesknappschaft.de/internet/bundesknappschaft/prosper_internet.ns f/bcf9f7e5e0712a98c12569370047fab9/01ea87f5f965256641256ad300345c89?O penDocument [Stand: 10.10.03]

Bundesministerium für Gesundheit und soziale Sicherung (2003)

Ziele der Gesundheitsreform, URL: http://www.die-gesundheitsreform.de/ziele/Qualitaet/index.html [Stand: 21.07.03]

Bundesvereinigung Deutscher Apothekerverbände (1999)

Elektronisches Rezept und Arzneimitteldokumentation, Ein Telematik-Projekt der ABDA, in: Jäckel, A. (Hrsg.), Telemedizinführer Deutschland Ausgabe 2000, Bad Nauheim, 166-167

Bundesverfassungsgericht (1972)

BVerfGE 32, 373 - Ärztliche Schweigepflicht, URL: http://www.oefre.unibe.ch/law/dfr/bv032373.html [Stand: 24.09.03]

Burchert, H. (2002)

Teleradiologie, Telemedizin, Telematik im Gesundheitswesen und E-Health – Eine Begriffsbestimmung und –abgrenzung, in: Jäckel, A. (Hrsg.), Telemedizinführer Deutschland Ausgabe 2003, Ober-Mörlen, 46-53

Burchert, H., Müller, J.-U. (1999)

Zur Ökonomie telemedizinischer Netzwerke, in: Jäckel, A. (Hrsg.), Telemedizinführer Deutschland Ausgabe 2000, Bad Nauheim, 38-53

Burkowitz, J. (1999)

Effektivität ärztlicher Kooperationsbeziehungen – Aus den Augen, aus dem Sinn…?, Empirische Analyse auf der Basis von Patientendaten, Dissertation vorgelegt der Medizinischen Fakultät Charité der Humboldt-Universität zu Berlin, 02.07.1999, URL: http://edoc.hu-berlin.de/dissertationen/medizin/burkowitz-joerg/PDF/Burkowitz.pdf [Stand: 23.09.03]

Clade, H. (2003)

Nachgefragt – Fragen des Deutschen Ärzteblattes an Dr. med. Ulrich Oesingmann, Facharzt für Allgemeinmedizin in Dortmund, 1. Vorsitzender des Bundesverbandes der Knappschaftsärzte e. V., in: Deutsches Ärzteblatt 100, 16, A1043

Conrad, H.-J. (2001)

Integrierte Versorgung-Möglichkeiten und Grenzen der Umsetzung, in: Hellmann, W. (Hrsg.), Management von Gesundheitsnetzen, Theoretische und praktische Grundlagen für ein neues Berufsfeld, Stuttgart u. a., 1-10

Coulter, A. (2003)

The European patient of the future, Maidenhead u. a.

Dahlweid, F. M. (2003)

Die Zukunft der IT im Krankenhaus, Den Spagat zwischen Realität und Anspruch meistern, in: Krankenhaus Umschau spezial: „FFIT", 20, 18-22

Debold & Lux (2001)

Kommunikationsplattform im Gesundheitswesen, Kosten-Nutzen-Analyse, Neue Versichertenkarte und Elektronisches Rezept, URL: http://www.abda.de/ABDA/download/allgemeines/KNA_Bericht_.pdf [Stand: 24.09.03]

Deutscher Hausärzteverband (2003)

Chipkartentourismus wird zum Phantom, URL: http://www.hausaerzteverband.de/public/010/010newspublic/0309124.html [Stand: 10.10.03]

168

Deutsche Krankenhausgesellschaft (2002)

Telematik im Gesundheitswesen: Elektronische Gesundheitskarte besteht den Praxistest, Pressemitteilung, URL: http://www.dkgev.de/1_news/PM-18-09-02_e-Gesundheitskarte.htm [Stand: 26.09.03]

Deutsches Krankenhausinstitut (2003)

Dokumentationsaufwand im Ärztlichen Dienst der Krankenhäuser, URL: http://www.dki.de/Projekte/projekt18.htm [Stand: 05.09.03]

Di (2002)

Patientenausweis wird in Flensburg als Prototyp getestet, in: Ärzte Zeitung, 22.04.2002, URL: http://www.aerztezeitung.de/docs/2002/04/22/074a0403.asp [Stand: 18.09.03]

Dieffenbach, S., Landenberger, M., Weiden, G. v. d. (Hrsg.) (2002)

Kooperation in der Gesundheitsversorgung: das Projekt „VerKet" – praxisorientierte regionale Versorgungsketten, Neuwied u. a.

Dietzel, G. T. W. (1999)

Chancen und Probleme der Telematik-Entwicklung in Deutschland, in: Jäckel, A. (Hrsg.), Telemedizinführer Deutschland Ausgabe 2000, Bad Neuheim, 14-19

Dietzel, G. T. W. (2001)

Gesundheitstelematik, Telemedizin & eHealth, - Deutsche und Europäische Perspektiven, in: Jäckel, A. (Hrsg.), Telemedizinführer Deutschland Ausgabe 2001, Ober-Mörlen, 14-19

Dietzel, G. T. W., Winter, St. F. (2002)

Ein neues Gesundheitswesen durch eHealth?, in: Jäckel, A. (Hrsg.), Telemedizinführer Deutschland Ausgabe 2003, Ober-Mörlen, 16-21

Eb (2002)

Markt für medizinische Bildverarbeitungssysteme soll boomen, in Ärzte Zeitung, 18.02.2002, URL: http://www.aerztezeitung.de/docs/2002/02/18/031a2202.asp [Stand: 24.09.03]

EB (2003)

Compugroup übernimmt Medistar, in: Deutsches Ärzteblatt 100, 19, Supplement: Praxis Computer, 7

Eichelberg, M., Riesmeier, J., Gehlen, S. v. u. a. (2000)

Die Rolle von Standards und Konformität in der Telemedizin, in: Jäckel, A. (Hrsg.), Telemedizinführer Deutschland Ausgabe 2001, Ober-Mörlen, 44-45

Eiff, W. v. (1997)

   Das Krankenhaus als Gesundheitszentrum: Leistungsangebot und Management-
   aufgaben, Ein Marketing-Gag oder Wegweiser für die Zukunft?, in: Krankenhaus
   Umschau spezial: „Das Krankenhaus als Gesundheitszentrum", 10, 2-8

Eissig, U. (Hrsg.) (2000)

   MEDNET, Arbeitsbuch für die integrierte Gesundheitsversorgung 2000/1, Bremen

Eissig, U., Noelle, G., Kuhr, N. (Hrsg.) (2001)

   MEDNET, Arbeitsbuch für die integrierte Gesundheitsversorgung 2001/2, Bremen

Eissig, U., Noelle, G., Kuhr, N. (Hrsg.) (2002)

   MEDNET, Arbeitsbuch für die integrierte Gesundheitsversorgung 2002/3, Bremen

Elfering, I. (1999)

   Die elektronische Patientenakte – Anforderungen an eine praxisnahe Lösung, in
   Deutsches Ärzteblatt 96, 18, A6-A8

Ewers, M., Schaeffer, D. (2000)

   Case Management in Theorie und Praxis, Bern

Feinen, R. (2001)

   Telemedizin als Erfolgfaktor des Prosper-Netzes Bottrop, in: Jäckel, A. (Hrsg.),
   Telemedizinführer Deutschland Ausgabe 2002, Ober-Mörlen, 262-263

Feuerstein, G. (1994)

   Schnittstellen im Gesundheitswesen – Zur (Des-) Integration medizinischer Hand-
   lungsstrukturen, in: Badura, B., Feuerstein, G. (Hrsg.), Systemgestaltung im Gesundheitswesen zur Versorgungskrise der hochtechnisierten Medizin und den
   Möglichkeiten ihrer Bewältigung, Weinheim u. a., 211-254

Fuh (2003)

   Gefragt sind harte Fakten zur Qualität, in: Ärzte Zeitung, 01.07.2003, URL:
   http://www.aerztezeitung.de/docs/2003/07/01/120a1003.asp [Stand: 23.09.03]

Fuhr, Ch. (2003)

   Patienten wollen Mitsprache und bessere Informationen, in: Ärzte Zeitung,
   01.07.2003, URL: http://www.aerztezeitung.de/docs/2003/07/01/120a1001.asp
   [Stand: 23.09.03]

Garms-Homolová, V. (1998)

   Schnittstellenmanagement bei der Patientenentlassung, 16. Internationales Kran-
   kenhaussymposium vom 5.-7. Oktober 1998 in Berlin, URL:
   http://www.heclinet.tu-berlin.de/IKS/beitraege/forum06.htm [Stand: 24.09.03]

Garschke, J. (2003)

Mobile Stationsarbeitsplätze am Beispiel des Universitätsklinikums Jena, in: führen und wirtschaften im Krankenhaus 20, 3, 296-297

Gehlen, E. (2001)

Integration des D2D-Ansatzes in die Arztpraxissoftware DURIA, Ein Erfahrungsbericht, in: Eissig, U., Noelle, G., Kuhr, N. (Hrsg.), MEDNET, Arbeitsbuch für die integrierte Gesundheitsversorgung 2001/2, Bremen, 104-116

Ger (2003)

Die Weichen für die Einführung der Gesundheitskarte sind gestellt, Ärzte Zeitung, 26.08.2003, URL: http://www.aerztezeitung.de/docs/2003/08/26/150a0401.asp [Stand: 26.09.03]

Gerlof, H. (2003a)

Schritt für Schritt zur Telemedizin, in: Ärzte Zeitung, 26.08.2003, URL: http://www.aerztezeitung.de/docs/2003/08/26/150a0206.asp [Stand: 25.09.03]

Gerlof, H. (2003b)

Software für DMP – besser spät als nie, in: Ärzte Zeitung, 03.09.2003, URL: http://www.aerztezeitung.de/docs/2003/09/03/156a0202.asp [Stand: 10.10.03]

Gesellschaft für Versicherungswissenschaft und -gestaltung e. V. (2001)

Management Papier „Elektronischer Arztbrief", URL: http://atg.gvg-koeln.de/dokumente/10/atg-managementpapier_el-arztbrief_stand_09-05-2001-print_copy.pdf [Stand: 10.10.03]

Gesellschaft für Versicherungswissenschaft und -gestaltung e. V. (2003)

Managementpapier zur Elektronischen Patientenakte, URL: http://atg.gvg-koeln.de/dokumente/72/MSt1_Vers4-1_oeffentl-Komment_04072003.pdf [Stand: 10.10.03]

GKV-Modernisierungsgesetz (2003)

Entwurf eines Gesetzes zur Modernisierung der Gesetzlichen Krankenversicherung (GKV-Modernisierungsgesetz – GMG) der Fraktionen SPD, CDU/CSU und BÜNDNIS 90/DIE GRÜNEN, 08.09.03, URL: http://www.bmgs.bund.de/download/gesetze/entwuerfe/GMGEndfassung.pdf [Stand: 29.09.03]

Giere, W. (2002)

Medizinische Informationssysteme: Prüfstein für die digitale Patientenakte, in: Deutsches Ärzteblatt 99, 6, A344-A346

Göbel, D. (2003)

Ein Krankenhaus schafft durch sektorale Kooperationen Strukturen für die Zukunft, Das Kettler-Krankenhaus löst seine Fachabteilungen auf und entwickelt im Team Behandlungspfade, in: führen und wirtschaften im Krankenhaus 20, 3, 248-252

Goetz, Ch. F.-J. (2001a)

Sichere e-mail zwischen Ärzten – Aspekt einer Telematik-Plattform für das Gesundheitswesen, in: Zeitschrift für ärztliche Fortbildung und Qualitätssicherung 95, 9, 652-656

Goetz, Ch. F.-J (2001b)

Online-Sicherheit von Patientendaten, Telematische Sicherheitskonzepte für niedergelassene Ärzte, Braunschweig und Wiesbaden

Görlitzer, K. P. (2002)

Der elektronische Patient, in: die Tageszeitung, 08.11.2002, URL: http://www.taz.de/pt/2002/11/08/a0197.nf/textdruck [Stand: 18.09.03]

Grätzel von Grätz, P. (2003a)

DMP-Software schafft Luft im Praxisalltag, Ärzte Zeitung, 03.09.2003, URL: http://www.aerztezeitung.de/docs/2003/09/03/04ao1201.asp [Stand: 10.10.03]

Grätzel von Grätz, P. (2003b)

Die KVB geht einen Schritt zu weit, Ärzte Zeitung, 04.09.2003, URL: http://www.aerztezeitung.de/docs/2003/09/04/157a0202.asp [Stand: 29.09.03]

Güdelhöfer, B. (2003)

Der Weg zur elektronischen Gesundheitskarte ist noch lang, Ärzte Zeitung, 25.04.2003, URL: http://www.aerztezeitung.de/docs/2003/04/25/077a1401.asp [Stand: 18.09.03]

Günther, J. (1999)

Telemedizin-Eine Telematikanwendung, in: Jäckel, A. (Hrsg.), Telemedizinführer Deutschland Ausgabe 2000, Bad Neuheim, 25-28

Gvg (2003a)

Streit um DMP-Software in Bayern, Ärzte Zeitung, 04.09.2003, URL. http://www.aerztezeitung.de/docs/2003/09/04/157a0103.asp [Stand: 10.10.03]

Gvg (2003b)

KV Bayerns geht bei DMP-Dokumentation umstrittenen Weg, in: Ärzte Zeitung, 04.09.2003, URL: http://www.aerztezeitung.de/docs/2003/09/04/157a1302.asp [Stand: 10.10.03]

GWI (2001)

Das Bonner Gesundheitsnetz- Kooperation und Kompetenz durch Kommunikation, Telemed Atlas, URL: http://www.telemed-atlas.de/?cmd=detail&id=41&seite=1&db=projekte [Stand: 26.09.03]

GWI (2002)

Die elektronische Partienakte wird Realität, URL: http://www.gwi-ag.com/de/data/infomaterial/reports/200209271033108665/bericht.pdf [Stand: 27.08.2003]

Haas, J. (2002a)

KMA-Konferenz. Erfolgs-Kriterium Krankenhaus-Software ein Blick in die Zukunftswerkstatt der Software-Schmieden, URL: http://www.v-h-k.de/userfiles/press/34/2002-06-07%20Kellberg.VHitG.SW%20der%20Zukunft.JH.pdf [Stand: 10.10.03]

Haas, J. (2002b)

Konvergenz der System, Thesen zum Strukturwandel der Informationssysteme im Gesundheitswesen, in: Eissig, U., Noelle, G., Kuhr, N. (Hrsg.), MEDNET, Arbeitsbuch für die integrierte Gesundheitsversorgung 2002/3, Bremen, 184-194

Handels, H., Pöppl, S. J. (Hrsg.) (1999)

Telemedizin: Grundlagen- Perspektiven- Systeme- Anwendungen, Proceedings des Lübecker Telemedizinsymposiums am 25.-26. März 1999, Als Manuskript gedruckt, Aachen

Hansen, D., Syben, R., Greiff, F. H. (2003)

Medizincontrolling im Wandel, Standortbestimmung und Perspektiven, in: Krankenhaus Umschau-spezial: „Controlling", 21, 12-15

Hart, D. (2001)

Einsicht und Information, Ergebnisse des Bremer Diskussionsforums "Charta der Patientenrechte" im Institut für Gesundheits- und Medizinrecht, URL: http://home.mnet-online.de/gesundheitsladen/patientenstellen/einsicht.pdf [Stand: 18.09.03]

Hass, P. (1997)

Die Implementierung der digitalen Patienakte ist ein komplexern und irreversibler Prozeß, in Krankenhaus Umschau spezial: „EDV", 9, 21-25

Haufe, G. (2000)

10 kritische Erfolgsfaktoren für die Einführung und den Betrieb telemedizinischer Lösungen, in: Jäckel, A. (Hrsg.), Telemedizinführer Deutschland Ausgabe 2001, Ober-Mörlen, 20-24

Health Plans (1998)

Healthcare Telematics, Models, Plans, Guidelines and Recommendations URL: http://www.e-osiris.it/data/docs/eu032_hplwp306.doc [Stand: 10.10.03]

Heckenstaller, H. (2002)

Zur Finanzierung der Telematik durch die gesetzlichen Krankenkassen, in: Jäckel, A. (Hrsg.), Telemedizinführer Deutschland Ausgabe 2003, Ober-Mörlen, 39-41

Heitmann, K. U. (2002)

SCIPHOX-ein Projekt zum elektronischen Austausch klinischer Dokumentation, in: Jäckel, A. (Hrsg.), Telemedizinführer Deutschland Ausgabe 2003, Ober-Mörlen, 120-122

Hellmann, G. (2003)

VCS-Online-Projekt: KV-Abrechnung elektronisch, in: Deutsches Ärzteblatt 100, 19, A3-A6

Hellmann, W. (Hrsg.) (2001)

Management von Gesundheitsnetzen, Theoretische und praktische Grundlagen für ein neues Berufsfeld, Stuttgart u. a.

Helou, A., Perleth, M., Schwartz, F. W. (2000)

Prioritätensetzung bei der Entwicklung medizinischer Leitlinien, Teil 1: Kriterien, Verfahren und Akteure - eine methodische Bestandsaufnahme internationaler Erfahrungen, in: Zeitschrift für ärztliche Fortbildung und Qualitätssicherung 94, 1, 53-60

Hippisley-Cox, J., Pringle, M., Cater, R. u. a. (2003)

The electronic patient record in primary care-regression or progression? A cross sectional study, in: British Medical Journal 326, 1439-1443

Hludov, S., Vorwerk, L., Meinel, C. (1999)

Intranet/Internet-basierte PACS, in: Jäckel, A. (Hrsg.), Telemedizinführer Deutschland Ausgabe 2000, Bad Neuheim, 250-253

Hövelmann, A. (2000)

Datenschutz in vernetzten Strukturen, in: Eissig, U. (Hrsg.), MEDNET, Arbeitsbuch für die integrierte Gesundheitsversorgung 2000/1, Bremen, 185-212

Hummers-Pradier, E., Simmenroth-Nayda, A., Scheidt-Nave, C. u. a (2003)

Versorgungsforschung mit hausärztlichen Routinedaten, Sind Behandlungsdatenträger-(BDT) Exporte geeignet?, in: Gesundheitswesen 65, 2, 109-114

IGV (2003)

Gesundheitsnetz Donaustadt, URL: http://www.igv.co.at/top/gesverb_netz_Donaustdt.htm [Stand: 26.09.03] i-motion.de (2003)

I-PNVS Ausbaustufe elektronische Patientenakte, URL: http://www.i-motion.de/sites/ipnvs_akte.html, [Stand: 26.09.03]

Iss (2001)

Elektronische Kommunikation soll Alltag der Ärztenetze erleichtern, in: Ärzte Zeitung, 19.06.2001, URL: http://www.aerztezeitung.de/docs/2001/06/19/111a1501.asp [Stand: 26.09.03]

Iss (2003a)

Praxen und Kliniken testen Patientenakte, in Ärzte Zeitung, 06.08.2003, URL: http://www.aerztezeitung.de/docs/2003/08/06/146a0502.asp [Stand: 26.09.03]

Iss (2003b)

Dokumentationsbögen für das DMP Diabetes machen Ärzte ratlos, Ärzte Zeitung, 10.09.2003, URL: http://www.aerztezeitung.de/docs/2003/09/10/161a0501.asp [Stand: 10.10.03]

Iss (2003c)

Telematik ist nicht aus der Portokasse zu zahlen, GMDS-Tagung in Münster/Gesundheitskarte kostet niedergelassene Ärzte bis zu 2000 Euro, in: Ärzte Zeitung, 17.09.2003, URL: http://www.aerztezeitung.de/docs/2003/09/17/166a1202.asp [Stand: 17.09.03]

Jäckel, A. (Hrsg.) (1999)

Telemedizinführer Deutschland Ausgabe 2000, Bad Neuheim

Jäckel, A. (Hrsg.) (2000)

Telemedizinführer Deutschland Ausgabe 2001, Ober-Mörlen

Jäckel, A. (Hrsg.) (2001)

Telemedizinführer Deutschland Ausgabe 2002, Ober-Mörlen

Jäckel, A. (Hrsg.) (2002)

Telemedizinführer Deutschland Ausgabe 2003, Ober-Mörlen

Jostes, C., Gräber, St., Ammenwerth, E. u. a. (2002)

Rahmenkonzepte für de IT-Planung im Krankenhaus, Einführung und Übersicht, in: Eissig, U., Noelle, G., Kuhr, N. (Hrsg.), MEDNET, Arbeitsbuch für die integrierte Gesundheitsversorgung 2002/3, Bremen, 124-132

Kaden, I. (2002)

ABC (activity based costing) eines RIS/PACS, Vortragsunterlagen vom 02.10.2001 beim 8. Interdisziplinärer Workshop KIS / RIS / PACS, URL: http://www.uniklinikum-giessen.de/kis-ris-pacs/archiv/2001/di1210.pdf [Stand: 05.09.03]

Kampe, D. M. (2003)

Den Wettbewerber im KIS-Markt aufkaufen, um selbst zu überleben, in führen und wirtschaften im Krankenhaus 20, 5, 469-471

Kassenärztliche Bundesvereinigung (2002a)

Installationsstatistik-Anbieter, Installationsbestand zu den ADT-Abrechnungen. Auflistung alller Softwareanbieter, Stand 31.12.2002, URL: http://daris.kbv.de/daris/link.asp?ID=1003737293 [Stand: 12.08.03]

Kassenärztliche Bundesvereinigung (2002b)

Installationsstatistik-Systeme, Installationsbestand zu den ADT-Abrechnungen. Auflistung aller Softwareanbieter, Stand 31.12.2002, URL: http://daris.kbv.de/daris/link.asp?ID=1003737294 [Stand: 12.08.03]

Kassenärztliche Bundesvereinigung (2003a)

Informationstechnologie in ärztlichen Kooperationen – Handbuch zur Umsetzung von IT-Lösungen in neuen Versorgungsformen, URL: http://www.kvno.de/ftproot/aerzte/itidprax/ithbkvno.pdf, [Stand: 12.08.03]

Kassenärztliche Bundesvereinigung (2003b)

GDT-Schnittstelle, URL: http://daris.kbv.de/daris/doccontent.dll?LibraryName=EXTDARIS^DMSSLAVE &SystemType=2&LogonId=b1ce6de4388718d742d4505e02c8f66e&DocId=0037 34467&Page=1 [Stand: 25.09.03]

Kassenärztliche Vereinigung Nordrhein (2002)

D2D-Telematik-Initiative der KV Nordrhein, Konzeptpapier, Version 1.4, URL: http://www.kvno.de/ftproot/kvno/d2d/d2dkonzept14.pdf [Stand: 04.09.03]

Kassenärztliche Vereinigung Nordrhein (2003a)

D2D – Die Telematik-Initiative der KV Nordrhein, URL: http://www.kvno.de/default.asp?Menu=Menu3.asp&Inhalt=texte/kvno/d2d/idx_d 2d.htm&Info=&Aktiv=3&UMenuAktiv=7 [Stand: 04.09.03]

Kassenärztliche Vereinigung Nordrhein (2003b)

Häufig gestellte Fragen und Antworten zum Einsatz von D2D (FAQ), B. Wirt-schaftlichkeit, Wie bewerten Sie Ihr Marktpotential im Vergleich zum VDAP, der einen dominierenden Marktanteil repräsentiert?, URL: http://www.kvno.de/default.asp?Menu=Menu3.asp&Inhalt=texte/kvno/d2d/idx_d 2d.htm&Info=&Aktiv=3&UMenuAktiv=7 [Stand: 05.09.2003]

Kassenärztliche Vereinigung Nordrhein (2003c)

Erfahrungen mit den neuen Kooperations- und Versorgungsformen, URL: http://www.kvno.de/default.asp?Menu=Menu3.asp&Inhalt=texte/kvno/praxnetz/id x_pran.htm&Info=&Aktiv=3&UMenuAktiv=8 [Stand: 26.09.03]

Kassenärztliche Vereinigung Nordrhein (2003d)

Modellversuch Düren, URL:

http://www.kvno.de/default.asp?Menu=Menu3.asp&Inhalt=texte/kvno/d2d/idx_d

2d.htm&Info=&Aktiv=3&UMenuAktiv=7 [Stand: 26.09.03]

Kassenärztliche Vereinigung Schleswig-Holstein (2003)

Vertrag zur integrierten Versorgung gemäß § 140a ff. SGB V, Zwischen der Be-

triebskrankenkasse Dräger, Lübeck und dem Kath. Marien-Krankenhauses Lü-

beck gGmbH, Lübeck sowie der Kassenärztlichen Vereinigung Schleswig-

Holstein, Bad Segeberg über die Durchführung von integrativen Operationen an

einem Operationszentrum, URL:

http://www.kvsh.de/bibliothek/vertraege/gesamtvertraege/bkk_integrierte_versorg

ung_060103.pdf [Stand: 14.08.2003]

Kaufstein, M. (2003)

Braucht das Krankenhaus den CIO, Chief Information Officer – professionelles

Management für die IT im Krankenhaus, in: Krankenhaus Umschau spezial:

„FFIT", 20, 40-42

Kautz, H. (2003)

„Jeder Tag ohne Telematik kostet das Gesundheitswesen Millionen", in: Ärzte

Zeitung, 05.06.2003, URL:

http://www.aerztezeitung.de/docs/2003/06/05/104a0301.asp?cat=/politik/gesundh

eitssystem_uns [Stand: 10.10.03]

Kazimerczak, K., Lindczak, G. (2002)

Stiefkind Medizinische Dokumentation, in Krankenhaus Umschau 71, 12, 1091-

1094

Kempe, L. (1995)

Das filmlose Krankenhaus, Digitale Röntgenabteilung aus einem Guß, Deutsches

Ärzteblatt 95, 5, A225

Kin (2001)

Mit „Prosper" bastelt die Knappschaft ein neues Verbundsystem, in: Ärzte Zei-

tung, 04.04.2001, URL:

http://www.aerztezeitung.de/docs/2001/04/04/063a1101.asp [Stand: 26.09.03]

Kirchner, H., Fiene, M., Ollenschläger, G. (2001)

Disseminierung und Implementierung von Leitlinien im Gesundheitswesen, in

DMW - Deutsche Medizinische Wochenschrift 126, 43, 1215-1220

Klaus P., Krieger, W. (Hrsg.) (1998)

Gabler-Lexikon-Logistik, Wiesbaden

Klaus, P. (2001)

Die dritte Bedeutung der Logistik, Nürnberg

Kleinschmidt, P. (2001)

Vernetzte medizinische Dienste: Wird eine Vision zur Realität?, in: Zeitschrift für
ärztliche Fortbildung und Qualitätssicherung 95, 9, 624-628

Klinik für Bildgebende Diagnostik und Interventionsradiologie (2003)

Datenaufkommen, URL:
http://www.bergmannstrost.de/index.asp?page=2&RecID=15&SubPage=10&Lan
guage=De [Stand: 05.09.03]

Klues, H. G., Schröder, M., Schröder, T. (2001)

Telekardiologie – Status und Perspektiven im Klinikum Krefeld, in: Jäckel, A.
(Hrsg.), Telemedizinführer Deutschland Ausgabe 2002, Ober-Mörlen, 90-94

Köhl, Ch. (2003)

Der Handlungsdruck wächst, Die Elektronische Patientenakt als Steuerungsin-
strument, in: Krankenhaus Umschau 72, 05, 372-376

Koneczny, N., Butzlaff, M., Vollmar, H. C. u. a. (2001)

evidence.de: Internetbasierte medizinische Leitlinien, Ein zukunftsfähiges Modell,
in: Deutsches Ärzteblatt 98, 36, Supplement: Praxis Computer, 22-24

Korzilius, H. (2003)

Berufsreport Ärzte 2003, Reformpolitik stößt auf breite Skepsis, in: Deutsches
Ärzteblatt 100, 21, A1412-A1414

Landenberger, M. (2002)

Grundlagen des Gesundheitssystems in Deutschland, in: Diefenbach, S., Landenberger, M., Weiden, G. v.d. (Hrsg.), Kooperation in der Gesundheitsversorgung:
das Projekt „VerKet"- praxisorientierte regionale Versorgungsketten, Neuwied
u. a., 31-46

Landenberger, M., Münch, M. (2002)

Bewertung von Versorgungsketten im Gesundheitswesen – Ergebnisse einer Ex-
pertenbefragung, in Diefenbach, S., Landenberger, M., Weiden, G. v.d. (Hrsg.),
Kooperation in der Gesundheitsversorgung: das Projekt „VerKet"- praxisorientierte regionale Versorgungsketten, Neuwied u. a., 170-188

Laprell, S. (2002)

Ambulantes oder stationäres Operieren: Klinische Behandlungspfade steigern die
Effizienz der Krankenhausorganisation, in: führen und wirtschaften im Krankenhaus 19, 6, 665-667

178

Lassmann, M., Reiners, C. (2002)

Ein DICOM-basiertes PACS für eine nuklearmedizinische Klinik, in: electromedica 70, 1, 21-30

Latz, L. (1996)

In welchem Umfang realisiert der Hausarzt die therapeutischen Empfehlungen im Arztbrief von stationär oder ambulant behandelten, untersuchten Patienten?, Dissertation Universität Düsseldorf

Lauterbach, K. W. (2001)

Disease Management in Deutschland -Voraussetzungen, Rahmenbedingungen, Faktoren zur Entwicklung, Implementierung und Evaluation, Gutachten im Auftrag des Verbandes der Angestellten-Krankenkassen e. V. (VdAK) und des Arbeiter-Ersatzkassen-Verbandes e. V. (AEV), Köln, URL: http://www.vdak.de/dmp/dmp_gutachten.pdf [Stand: 18.09.03]

Leiner, F., Gaus, W., Haux, R. (1997)

Medizinische Dokumentation: einführendes Lehrbuch, 2. Auflage, Stuttgart

Lichtner, F., Sembritzki, J. (1999)

Arztbriefübermittlung mittels BDT, URL: http://www.zi-koeln.de/themen/it/lichtner/down/licht-20.pdf [Stand: 10.10.03]

Lopez, L. Schwarzmann, P., Binder, B. (2001)

KAMEDIN- Kostengünstige Lösung für die interaktive Teleradiologie, in: Jäckel, A. (Hrsg.), Telemedizinführer Deutschland Ausgabe 2002, Ober-Mörlen, 238-241

Lübke, N. (2000)

Dokumentation und Qualitätssicherung im klinischen Alltag, in: Zeitschrift für ärztliche Fortbildung und Qualitätssicherung 94, 2, 101-106

Ludwig Boltzmann-Institut (2000)

Integrierte Versorgung /13, Machbarkeitsstudie für ein Modellprojekt "Patientenorientierte, integrierte Krankenbetreuung (in Wien)", Endbericht, URL: http://www.univie.ac.at/pik/pdf/endbericht.pdf [Stand: 26.09.03]

Milde, B., Winnemöller, Ch. (2002)

St. Elisabeth-Stiftung in Bochum, in: Trill, R. (Hrsg.), Informationstechnologie im Krankenhaus: Strategien, Auswahl, Einsatz, Neuwied u. a., 241-254

Mohr, A. (2003)

Welche Daten brauchen die Krankenhäuser?, Umfrage: Strategisch wichtige Daten derzeit weniger gefragt, in: Krankenhaus Umschau spezial: „Controlling", 21, 43-45

Mohr, G. (2001a)

D2D – Doctor to Doctor, Telematik-Initiative der KV Nordrhein, in: Deutsches
Ärzteblatt 98, 36, Supplement: Praxis Computer, 2-5

Mohr, G. (2001b)

D2D – Doctor to Doctor, Telemed Atlas, URL: http://www.telemed-
atlas.de/?cmd=detail&id=54&seite=1&db=projekte [Stand: 26.09.03]

Morra, F. (1996)

Wirkungsorientiertes Krankenhausmanagement, Dissertation Nr. 1788 der Universität St. Gallen, Bern u. a.

Müller, H. (2002)

Prosper will künftig auch Patienten an den Einsparungen beteiligen, in: Ärzte Zeitung, 13.11.2002, URL:
http://www.aerztezeitung.de/docs/2002/11/13/205a2001.asp [Stand: 26.09.03]

Müller-Jones, K., Hütter, R., Koischwitz, K. u. a. (2001)

Telematik-Architekturen für ein sicheres integriertes verteiltes Informationsmana-
gement in der Medizin, in: Jäckel, A. (Hrsg.), Telemedizinführer Deutschland
Ausgabe 2002, Ober-Mörlen, 32-37

Mummert Consulting (2003a)

Branchenkompass 2003, Gesundheitswesen, Aktuelle Entscheiderbefragung: In-
vestitionsziele und Markttrend, Hamburg u. a.

Mummert Consulting (2003b)

Branchenkompass – Vorwort, URL: http://www.mummert-
consulting.de/surveys/downloads/ext_bk_gesundheit_03.pdf [Stand: 26.09]

Naegler, H. (2003)

Ausweg aus dem Dilemma, IT-Fachkräfte im Krankenhaus brauchen krankenspe-
zifische Kenntnisse und IT-Wissen, in: Krankenhaus Umschau spezial: „FFIT",
20, 44-49

Noelle, G. (2001),

Disease Management ist machbar..., Leitlinienserver bieten die nötige Hilfe, in:
Eissig, U., Noelle, G., Kuhr, N. (Hrsg.), MEDNET, Arbeitsbuch für die integrierte
Gesundheitsversorgung 2001/2, Bremen, 126-135

Noelle, G., Eissing, U. (2002)

Serverbasierte Lösungsansätze für eine Gesundheitsreform, Ein Vergleich der
Systeme und Projekte, in: Eissig, U., Noelle, G., Kuhr, N. (Hrsg.), MEDNET, Arbeitsbuch für die integrierte Gesundheitsversorgung 2002/3, Bremen, 166-174

Noelle, G., Warda, F., Dudeck, J. (1999)

EXtensible Markup Language, Ein neuer Standard in der Medizin-Informatik?, in: Handels, H., Pöppl, S.J. (Hrsg.), Telemedizin: Grundlagen- Perspektiven- Systeme- Anwendungen, Proceedings des Lübecker Telemedizinsymposiums am 25.-26. März 1999, Als Manuskript gedruckt, Aachen, 117-126

Ostermeyer, A. (1997)

Krankenhausinformationssysteme sind von Workflow-Management noch Lichtjahre entfernt, in Krankenhaus Umschau spezial: „EDV", 9, 2-10

o.V. (1998a)

Electronic Data Interchange for Administration, Commerce and Transport (EDIFACT), in: Klaus, P., Krieger, W. (Hrsg.), Gabler-Lexikon-Logistik, Wiesbaden, 103

o.V. (1998b)

Workflow-Management-System, in: Klaus, P., Krieger, W. (Hrsg.), Gabler-Lexikon-Logistik, Wiesbaden, 513

o.V. (2001)

Die elektronische Patientenakte wird Realität, in: Klinik Journal 9, 2, 5

o.V. (2003a)

Eckpunkte zur Gesundheitsreform, Vor allem Qualität, Effizienz, Wettbewerb und Transparenz - so lautet das Credo der Gesundheitsreform, in: Sozialpolitische Informationen 37, 1, URL: http://www.bmgs.bund.de/deu/gra/spi/spi0103/3075.cfm [Stand: 10.10.03]

o.V. (2003b)

Der Staatsanwalt bleibt bei digitalen Akten außen vor, URL: www.aerztezeitung.de/docs/2003/10/01/176a0404.asp?cat=/politik/gesundheitssystem_uns [Stand 23.11.2004]

Peissl, W., Tellioglu, H., Wild, C. (1997)

Das digitale Krankenhaus, Eine Technikfolgen-Abschätzung moderner Telekommunikationstechnologien im Krankenhaus am Beispiel Donauspital, URL: http://www.oeaw.ac.at/ita/ebene5/d2-2b9.pdf [Stand: 05.09.03]

Pie Data Elektonik GmbH (2003)

„PDE-TOP-2002"- Produktbeschreibung, URL: http://www.pde.de/pde/Pdetop.pdf [Stand: 25.09.03]

Pietzsch, J.B., Gemünden, H.G., Bolz, A. (2000)

Erfolgsfaktoren bundesdeutscher Telemedizinprojekte, in: Jäckel, A. (Hrsg.), Telemedizinführer Deutschland Ausgabe 2001, Ober-Mörlen, 49-52

PIK (2003)

Patienten/innenorientierte integrierte Krankenbetreung (in Wien 14.-17. Bezirk; PIK), URL: http://www.univie.ac.at/pik/, [Stand: 26.09.03]

Porter, M.E. (1992)

Wettbewerbsvorteile: Spitzenleistungen erreichen und behaupten, 3.Auflage, Frankfurt/Main und New York

Prokosch, H.-U., Ückert, F., Ataian, M. u. a. (2002)

akteonline.de: Patientenorientierte Gesundheitsakte, in: Deutsches Ärzteblatt 99, 18, A21-A23

Psychiatrisches Zentrum Nordbaden (2003a)

Das PZN im Überblick, URL: http://www.pzn-wiesloch.de →Das PZN→ Das PZN im Überblick [Stand: 20.09.03]

Psychiatrisches Zentrum Nordbaden (2003b)

Unternehmensleitbild, URL: http://www.pzn-wiesloch.de →Das PZN→ Unternehmensleitbild, [Stand: 20.09.03]

Psychiatrisches Zentrum Nordbaden (2003c)

Digitale Krankenakte - Akademie im Park stellt in Berlin eigenes Projekt vor, Presseberichte 25.06.03, URL: http://www.pzn-wiesloch.de →Download→ Presseberichte [Stand: 20.09.03]

Psychiatrisches Zentrum Nordbaden (2003d)

Wie alles begann, URL: http://www.digitale-krankenakte.de →Projektorganisation→Wie alles begann [Stand: 20.09.03]

Psychiatrisches Zentrum Nordbaden (2003e)

Pilotphase und Roll-Out, URL: http://www.digitale-krankenakte.de →Projektorganisation→ Pilotphase und Roll-Out [Stand: 20.09.03]

Psychiatrisches Zentrum Nordbaden (2003f)

Der "Psychiatrische Arbeitsplatz" (Modul PSAP), URL: http://www.digitale-krankenakte.de →Digitale Krankenakte→ Der "Psychiatrische Arbeitsplatz" (Modul PSAP) [Stand: 20.09.03]

Psychiatrisches Zentrum Nordbaden (2003g)

Allgemeines / Stand der Einführung / weitere Schritte 2002, URL: http://www.digitale-krankenakte.de →Digitale Krankenakte→ Allgemeines [Stand: 20.09.03]

Rachhold, U. (2000)

Neue Versorgungsformen und Managed Care: Ökonomische Steuerungsmaßnahmen der Gesundheitsversorgung, Stuttgart u. a.

Reimann, G. (2003)

  Wie viel sind Klinikdaten wert?, IT-Sicherheit im Krankenhaus und der Weg
  dorthin, in: Krankenhaus Umschau spezial: „FFIT", 20, 28-31

Ric (2001)

  In Bonn bauen Vertragsärzte und Kliniken auf die Telemedizin, in: Ärzte Zeitung,
  05.10.2001, URL: http://www.aerztezeitung.de/docs/2001/10/05/178a2101.asp
  [Stand: 10.10.03]

Richter, E. A. (2002)

  Therapie zwischen Leitlinien und Zukunftsvisionen, Evidenzbasierte Medizin,
  Robotik und neue Forschungsergebnisse verändern Therapien, in: PP Deutsches
  Ärzteblatt, 1, 12

Richter-Reichhelm, M. (2001)

  Vernetzung von Arztpraxen: Telekonsil/ Telekonferenz, in: Zeitschrift für ärztliche Fortbildung und Qualitätssicherung 95, 9, 620-624

Rienhoff, O. (2001)

  Chipkarten im Gesundheitswesen, in: Zeitschrift für ärztliche Fortbildung und
  Qualitätssicherung 95, 9, 642-646

Rienhoff, O. (2003)

  Das digitale Krankenhaus, URL: http://www.klinikheute.de/?l=10&t=2&d=23875
  [Stand: 10.10.03]

Roetmann, B., Zumtobel, V. (2001)

  Klinische Informationssysteme: Strategien zur Einführung, in: Deutsches Ärzteblatt 98, 14, A892-A894

Roland Berger (1997)

  Telematik im Gesundheitswesen – Perspektiven der Telemedizin in Deutschland –
  für Bundesministerium für Bildung, Wissenschaft, Forschung und Technologie
  und Bundesministerium für Gesundheit, München, URL:
  http://www.agc.fhg.de/agc/events/021204diagnostik/secure/info/Telematik_imGe
  sundheitswesen.pdf [Stand: 25.09.03]

Roland Berger (2002)

  Auswirkungen der trankssektoral integrierten Gesundheitsversorgung auf die Me-
  dizinproduktindustrie – Studiendokumentation – BVMed, Berlin, URL:
  http://www.bvmed.de/linebreak4/mod/netmedia_pdf/data/langfassung.pdf [Stand:
  25.09.03]

Salfeld, R., Spang, S. (2001)

Informationstechnologie-Einsatz im Gesundheitswesen, in: Salfeld, R. Wettke, J. (Hrsg.), Die Zukunft des deutschen Gesundheitswesens. Perspektiven und Konzepte, Berlin u. a., 125-139

Salfeld, R. Wettke, J. (Hrsg.) (2001)

Die Zukunft des deutschen Gesundheitswesens. Perspektiven und Konzepte, Berlin u. a.

Schaarschmidt, H. (2002)

Zentrale Parameter im Handlungsfeld der einrichtungsübergreifenden Kooperation im Gesundheitssystem, in: Diefenbach, S., Landenberger, M., Weiden, G. v.d. (Hrsg.), Kooperation in der Gesundheitsversorgung: das Projekt „VerKet" - praxisorientierte regionale Versorgungsketten, Neuwied u. a., 46-58

Schaich-Walch, G. (2002)

Gesundheitsökonomische Grundlage für die Gesundheitspolitik, Rede der Parlamentarischen Staatssekretärin des Bundesministerium für Gesundheit und soziale Sicherung beim Symposium der Hans Böckler-Stiftung am 21.Juni.2002, URL: http://www.bmgs.bund.de/deu/drv/aktuelles/reden/bmgs/index_2858.cfm [Stand: 10.09.03]

Schlingensiepen, I. (2002a)

Netzärzte sparen und werden dafür finanziell belohnt, in: Ärzte Zeitung, 22.03.2003, http://www.aerztezeitung.de/docs/2002/03/22/055a0701.asp, [Stand: 26.09.03]

Schlingensiepen, I. (2002b)

Knappschaft weitet ihr Netzangebot auf eine neue Region aus, in: Ärzte Zeitung, 10.10.2002, URL: http://www.aerztezeitung.de/docs/2002/10/10/182a0701.asp [Stand: 26.09.03]

Schlingensiepen, I. (2003)

In Recklinghausen wird ein Stück Gesundheitsreform Realität, in: Ärzte Zeitung, 09.04.2003, URL: http://www.aerztezeitung.de/docs/2003/04/09/067a0901.asp [Stand: 26.09.03]

Schlungbaum, W. (2001)

Das Arzt-Patienten-Verhältnis im Informationszeitalter, in: Zeitschrift für ärztliche Fortbildung und Qualitätssicherung 95, 9, 667-669

Schmitz, M. (2002)

VCS – Elektronische Kommunikation mit Perspektive, in: Jäckel, A. (Hrsg.), Telemedizinführer Deutschland Ausgabe 2003, Ober-Mörlen, 240-241

Schnack, D. (2003)

Niedergelassene Ärzte stehen für Kliniken und Kassen als Wunsch-Kooperations-partner an erster Stelle, in: Ärzte Zeitung, 28.08.2003, URL: http://www.aerztezeitung.de/docs/2003/08/28/152a0203.asp [Stand: 20.09.03]

Schneider C., Hagemeister J., Pfaff H. u. a. (2001)

Leitlinienadäquate Kenntnisse von Internisten und Allgemeinmedizinern am Bei-spiel der arteriellen Hypertonie, in: Zeitschrift für ärztliche Fortbildung und Qua-litätssicherung 95, 5, 339-344

Schoeller, A. (2003)

Integrierte Versorgung- Bundesknappschaft als Vorreiter, in: Deutsches Ärzteblatt 100, 16, A1041-A1044

Schönauer, H. (2000)

Checkliste, Auswahl eines Praxiscomputer-Programmes, in: Wehrs, H. (Hrsg.), Der Computer-Führer für Ärzte und EDV-Entscheider im Gesundheitswesen Ausgabe 2001, 9. Auflage, Dietzenbach, 172-178

Schrappe, M., Bollschweiler, E., Grüne, F. u. a. (1999)

Die Kölner Leitlinien-Konferenz: Computergestützte Leitlinien zur klinischen Diagnostik, in: Zeitschrift für ärztliche Fortbildung und Qualitätssicherung 93, 6, 447-453

Schrinner, B. (2001)

Sozialrechtliche Aspekte der Vernetzung, in: Zeitschrift für ärztliche Fortbildung und Qualitätssicherung 95, 9, 633-637

Schroeder, G. (1997)

The Risk Management Implications of Telemedicine, in: The house newsletter for C.V.M.G. staff and patients, URL: http://www.cvmg.com/newsletters/news97ma.html [Stand: 24.09.03]

Schröder, K. T. (2003)

Die eGesundheitskarte - der IT-Schlüssel für die Modernisierung des Gesund-heitswesens, Pressemitteilung des Bundesministeriums für Gesundheit und soziale Sicherung vom 19.03.03, URL: http://www.bmgs.bund.de/deu/gra/aktuelles/pm/bmgs03/index_2783.cfm [Stand: 10.10.03]

Schroeder, U. (2003)

Probe bestanden!, Erfolgreicher Test der Gesundheitskarte und Perspektiven einer bundesweiten Einführung, in: Krankenhaus Umschau spezial: „FFIT", 20, 34-38.

Schwarzer, J., Kaden, I. (2002)

Activity Based Costing eines RIS/PACS, Eine Prozessanalyse, in: Management & Krankenhaus 21, 3, 12

SCIPHOX (2003)

Elektronische Kommunikation im Gesundheitswesen ...mit SCIPHOX einen Schritt weiter auf dem Weg zur integrierten Versorgung, URL: http://www.sciphox.de/downloads/flyerallgemein.pdf [Stand: 04.09.03]

Sembritzki, J. (2003)

Telematik – jetzt oder nie, Die Chance einer Flächen deckenden Einführung muss genutzt werden, in: Krankenhaus Umschau spezial: „FFIT", 20, 24-27.

Semler, S. C. (2001)

Automatisierte Arztbriefschreibung –Eine Serviceleistung des Arztes, in: Deutsches Ärzteblatt 98, 11, Supplement: Praxis Computer, 10-13

Semler, S. C., Wünnemann, J. (2001)

Die lokale Elektronische Patientenakte- notwendige Basis für Interoperabilität in medizinischen Versorgungsnetzen, in: Jäckel, A. (Hrsg.), Telemedizinführer Deutschland Ausgabe 2002, Ober-Mörlen, 272-283

Semmler S., Engelbrecht, R. (2002)

Erwartungen an die digitale Akte, in: Krankenhaus Umschau 71, 12, 1076-1078

Skerra, M. (2002)

Projektmanagement aus Anbietersicht, in: Trill, R. (Hrsg.), Informationstechnologie im Krankenhaus: Strategien, Auswahl, Einsatz, Neuwied u. a., 217-241

Sojer, R. (2001)

Design und Organisation von medizinischen Dokumenten in der Klinik mit Poliklinik für Kinder und Jugendliche der Universität Erlangen-Nürnberg, Studienarbeit im Fach Informatik, Institut für Mathematische Maschinen und Datenverarbeitung, Lehrstuhl für Betriebssysteme- Prof. Dr. Hofmann, Friedrich-Alexander-Universität, Erlangen Nürnberg

Sommer, K., Hansen, D. (2003)

Leitlinie zur Bluttransfusion implementiert, Umfangreiches Projekt im Klinikum Chemnitz: Verbrauch gesenkt, Qualität gesteigert, in: Krankenhaus Umschau spezial: „Controlling", 21, 16-20

186

Sordyl, C. (1997)

Patienten- und Zuweiserzufriedenheit mit den Krankenhäusern Westmecklenburgs – Ergebnisse einer Patienten- und Zuweiserbefragung, in: Techniker Krankenkasse Landesverband Mecklenburg-Vorpommern (Hrsg.): Kundenorientierung in den Krankenhäusern Mecklenburg-Vorpommerns. Fachtagung der Krankenhausgesellschaft Mecklenburg-Vorpommern und der Techniker Krankenkasse am 12.3.97, Schwerin: Techniker Krankenkasse, 11-14

Spielberg, P. (2001)

Digitales Röntgenzeitalter hat längst begonnen, in: Ärzte Zeitung, 06.06.2001, URL: http://www.aerztezeitung.de/docs/2001/06/06/103a1501.asp [Stand: 24.09.03]

Stadler, J. (2002a)

Seit Anfang 2001 im „Echtbetrieb", Tagebuch einer Einführung der Elektronischen Patientenakte, in: Krankenhaus IT-Journal, 1, 2-3

Stadler, J. (2002b)

Einführung der elektronischen Patientenakte im Psychiatrischen Zentrum Nordbaden (PZN), in: das Krankenhaus 94, 11, 959-962

Stadler, J. (2002c)

Elektronische Patientenakte liefert kompakte Gesundheitsinformationen, in: führen und wirtschaften im Krankenhaus 19, 6, 660-661

Stadler, J. (2003)

Marktanalyse Elektronische Patientenakte, Der Einsatz der elektronischen Patientenakte in den Krankenhäusern der BRD, Psychiatrisches Zentrum Nordbaden, Wiesloch, URL: http://www.digitale-krankenakte.de/veranstaltungen/symposium2003/marktanalyse.htm [Stand: 24.09.03]

Steyer, G. (2002)

Telemedizin-Stand und Perspektiven, in: Trill, R. (Hrsg.), Informationstechnologie im Krankenhaus: Strategien, Auswahl, Einsatz, Neuwied u. a., 141-174

Sto (2003)

DMP-Dokumentation ausschließlich online, Ärzte Zeitung, 25.07.2003, URL: http://www.aerztezeitung.de/docs/2003/07/25/138a0604.asp [Stand: 10.10.03]

STRING-Kommission (1998)

Rahmenbedingungen für ein logisches österreichisches Gesundheitsdatennetz ("MAGDA-LENA"), URL: http://www.wienkom.at/Befundkommunikation/MagdaLena/MagdaLena.htm#1.1 [Stand: 10.10.03]

Techniker Krankenkasse Landesverband Mecklenburg-Vorpommern (Hrsg.) (1997)

Kundenorientierung in den Krankenhäusern Mecklenburg-Vorpommerns, Fachtagung der Krankenhausgesellschaft Mecklenburg-Vorpommern und der Techniker
Krankenkasse am 12.3.97, Schwerin

Teichmann, W. (2003)

Erfolgsanalysen unter DRGs, Prozessorientiertes Kostenmanagement zur Unterstützung der betrieblichen Steuerung, in: Krankenhaus Umschau spezial: „FFIT",
20, 12-16

Tenckhoff, B., Perl, P. (2002)

Clinical Pathways erfordern eine anwenderorientierte Umsetzung in Struktur und
Inhalt, in: führen und wirtschaften im Krankenhaus 19, 6, 668-669

Thielscher, C., Schroeders, N. v. (2002)

Nutzung neuer elektronischer Möglichkeiten bei der Zusammenarbeit von Rehabi-
litationsträgern und Leistungserbringern in Rehabilitation, Prävention und Gesundheitswesen – Projekt „PEP": Perspektiven einer Elektronischen Patientenakte, Abschlussbericht der Machbarkeitsstudie für den Beauftragten der Bundesregierung für die Belange der Behinderten, Karl Hermann Haack, in: Jäckel, A.
(Hrsg.), Telemedizinführer Deutschland Ausgabe 2003, Ober-Mörlen, 54-69

TOREX Health (2002)

Prosper-Gesundheit im Verbund. Modellprojekt zur integrierten Versorgung in
Bottrop, Telemed-Atlas, URL: http://www.telemed-
atlas.de/?cmd=detail&id=27&seite=1&db=projekte [Stand: 26.09.03]

TOREX Health (2003)

NetSight, URL: http://www.torex-health.de/netsight_index.htm [Stand: 24.09.03]

Toth, H. (2002)

Konferenzbeiträge, Die elektronische Patientenakte im Gesundheitsverbund –ein
einfaches und berufsübergreifendes Werkzeug, URL:
http://www.univie.ac.at/oengk/7konf-publ/oengk_7konf_thot.pdf [Stand:
26.09.03]

Trill, R. (2000)

Krankenhaus-Management: Aktionsfelder und Erfolgspotentiale, 2. erweiterte und
überarbeitete Auflage, Neuwied u. a.

Trill, R. (Hrsg.) (2002)

Informationstechnologie im Krankenhaus: Strategien, Auswahl, Einsatz, Neuwied
u. a.

Trill, R. (2003)

    Zuerst die IT-Strategie, Informationstechnologie als Erfolgsfaktor entwickeln, in: Krankenhaus Umschau spezial: „FFIT", 20, 8-10

Tuschen, K. H. (2003)

    Erster deutscher DRG-Fallpauschalen-Katalog gravierende verbessert, Referententenentwurf einer „Verordnung zum Fallpauschalengesetz für Krankenhäuser (KFPV 2004)" vom 2. September 2003, in: führen und wirtschaften im Krankenhaus 20, 5, 426-432

Überkert, F., Görz, M., Ataian, M. u. a. (2002)

    Medizinische Kommunikation im Umbruch – Was bringt E-Health für den Bürger, in: Jäckel, A. (Hrsg.), Telemedizinführer Deutschland Ausgabe 2003, Ober-Mörlen, 114-119

Verband der Privatärztlichen Verrechnungsstellen (2001)

    PrivatAbrechnung mittels Datenträger PAD, URL: http://www.pvs-buedingen.de/downloads/schnittstelle_PAD_Sep2001.pdf [Stand: 13.08.2003]

Verband Deutscher Arztpraxis-Softwarehersteller e. V. (2003)

    VCS- der Kommunikationsstandard, URL: http://www.vdap.de [Stand: 04.09.03]

Vetter, R. (2001)

    Datenschutzrechtliche Aspekte der Telemedizin, in: Zeitschrift für ärztliche Fortbildung und Qualitätssicherung 95, 9, 662-666

Vonhoegen, H. (2002)

    Einstieg in XML, Bonn

Wallhäuser, M. (2002a)

    Schutz sensibler Daten, in: Krankenhaus Umschau 71, 10, 834-837

Wallhäuser, M (2002b)

    Wer haftet für IT-Risiken?, in: Krankenhaus Umschau 71, 10, 838-839

Warda, F., Noelle, G. (2003)

    Telematikinfrastruktur: Individualvergütung für die Ärzte, in: Deutsches Ärzteblatt 100, 37, A2356-A2358

Wehrs, H. (2000)

    Der Computerführer für EDV-Entscheider im Gesundheitswesen Ausgabe 2001, 9. Auflage, Dietzenbach

Wien (2002a)

    Der Patient im Mittelpunkt – Gesundheitsnetz Wien, URL: http://www.wien.gv.at/egov/welcom/projekte/gesundheit1.htm [Stand: 28.08.03]

Wien (2002b)

Elektronische Patientenakte erspart Doppeluntersuchungen, Pressebericht
21.05.2002, URL: http://www.wien.gv.at/vtx/vtx-rk-
xlink?DATUM=20020521&SEITE=020020521015 [Stand: 28.08.03]

Wien (2002c)

Gesundheitsnetz Wien – niedergelassene Ärzte, 20.06.2002, URL:
http://www.wien.gv.at/egov/welcom/projekte/gesundheit/niedergelassene-
aerzte.htm [Stand: 26.09.03]

Wien (2003)

Modellprojekt „Patienten/innenorientierte integrierte Krankenbetreuung (in Wien
14.-17. Bezirk; PIK)", 06.08.03, URL:
http://www.wien.gv.at/egov/welcom/projekte/gesundheit/krankenbetreuung.htm?
S0=pik#P0 [Stand: 26.09.03]

Wienke, A.(2001)

Organisationsverschulden bei vernetzten Strukturen, in: Zeitschrift für ärztliche
Fortbildung und Qualitätssicherung 95, 9, 629-632

Wissenschaftlicher Rat der Dudenredaktion (Hrsg.) (1990)

Duden, Fremdwörterbuch, 5.neu bearb. u. erw. Auflage, Mannheim u. a.

Zapp, W. (2003)

Im Mittelpunkt die Prozesse, Aufgabe für Management und Controlling, in: Krankenhaus Umschau spezial: „Controlling", 21, 7-11

Zentrum für Telematik im Gesundheitswesen (2003a)

DICOM Digital Imaging and Communications, URL: http://www.ztg-standards-
db.de →Technische Standards→Datenformate→Medizinische Daten→DICOM
Digital Imaging and Communications in Medicine [Stand: 04.09.03]

Zentrum für Telematik im Gesundheitswesen (2003b)

Health Level 7 (HL7), URL: http://www.ztg-standards-db.de →Technische Stan-
dards→Datenformate→Kommunikation→ Health Level 7 (HL7) [Stand:
10.09.03]

Zimmermann, I. (2003)

Der neue elektronische Arztausweis geht jetzt in die Testphase, in: Ärzte Zeitung,
04.08.2003, URL: http://www.aerztezeitung.de/docs/2003/08/04/144a0301.asp
[Stand: 24.09.03]

Zipper, M. (2001)

Die „einheitliche Gesundheitsplattform", in: Zeitschrift für ärztliche Fortbildung
und Qualitätssicherung 95, 9, 637-641

# Schriften zur Gesundheitsökonomie

## HERZ

Health Economics Research Zentrum
Buchweizenfeld 27
31303 Burgdorf
Fax: +49(0)5136/976187
email: herz@schoeffski.de

Bisher erschienen:

Band 1     *Steininger-Niederleitner, M., Sohn, S., Schöffski, O. (2003)*
Managed Care in der Schweiz und Übertragungsmöglichkeiten nach
Deutschland
ISBN 3-936863-00-8, 172 S., 18 Abb., Geb. EUR 19,90

Band 2     *Esslinger, A. S. (2003)*
Qualitätsorientierte strategische Planung und Steuerung in einem sozia-
len Dienstleistungsunternehmen mit Hilfe der Balanced Scorecard
ISBN 3-936863-01-6, 276 S., 36 Abb., 50 Tab., Geb. EUR 29,90

Band 3     *Lindenthal, J., Sohn, S., Schöffski, O. (2004)*
Praxisnetze der nächsten Generation: Ziele, Mittelverteilung und Steue-
rungsmechanismen
ISBN 3-936863-02-4, 216 S., 16 Abb., 19 Tab., Geb. EUR 24,90

Band 4     *Steinbach, H., Sohn, S., Schöffski, O. (2004)*
Möglichkeiten der Kalkulation von sektorenübergreifenden Kopfpau-
schalen (Capitation)
ISBN 3-936863-03-2, 312 S., 22 Abb., 28 Tab., Geb. EUR 29,90

Band 5     *Glock, G., Sohn, S., Schöffski, O. (2004)*
IT-Unterstützung für den medizinischen Prozess in der integrierten
Versorgung
ISBN 3-936863-04-0, 208 S., 22 Abb., Geb. EUR 24,90